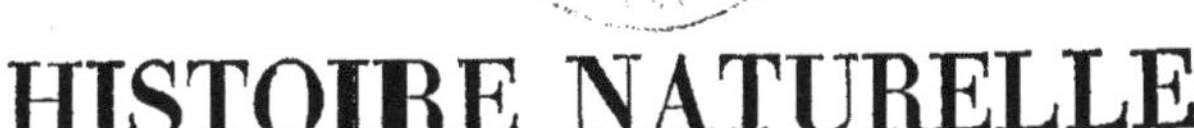

HISTOIRE NATURELLE

ET

MALADIES DES DENTS

DE L'ESPÈCE HUMAINE.

A PARIS, DE L'IMPRIMERIE DE LEBÉGUE.

HISTOIRE NATURELLE

ET

MALADIES DES DENTS

DE L'ESPÈCE HUMAINE,

EN DEUX PARTIES,

AVEC VINGT-TROIS PLANCHES,

Par Joseph FOX;

OUVRAGE TRADUIT DE L'ANGLAIS,

Par le Chevalier LEMAIRE,

CHIRURGIEN-DENTISTE DE LL. MM. LE ROI ET LA REINE DE BAVIÈRE, DU CINQUIÈME ET DU SIXIÈME DISPENSAIRE DE PARIS, REÇU A LA FACULTÉ DE MÉDECINE DE CETTE VILLE, MEMBRE DE PLUSIEURS SOCIÉTÉS SAVANTES.

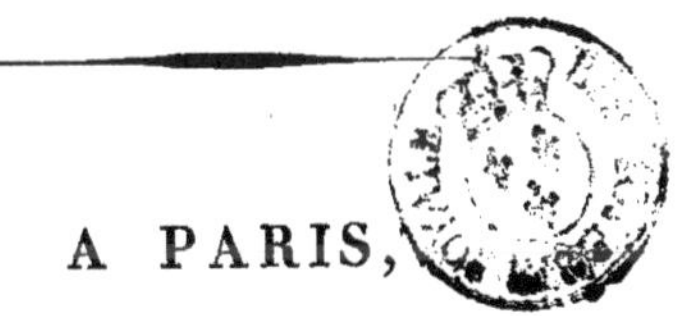

A PARIS,

Chez L'AUTEUR, quai de Conti, n° 3;

Et chez BECHET jeune, Libraire, place de l'École-de-Médecine.

1821.

A SON ALTESSE ROYALE

MADAME LA PRINCESSE

DE LA TOUR ET TAXIS,

DUCHESSE DE MECKLENBOURG, etc.

MADAME,

Si j'eusse été inspiré seulement par l'admiration générale que font naître les vertus et les brillantes qualités de VOTRE ALTESSE ROYALE, et par la profonde reconnaissance des bontés dont elle a daigné m'honorer, je n'aurais pas osé solliciter de sa part la permission de lui en donner un témoignage public, en lui dédiant

cette traduction. Les bienfaits dont elle comble
tous ceux qui ont l'honneur de l'environner,
ou qui ont le bonheur d'en être connus, la pro-
tection efficace qu'elle accorde aux hommes
qui, par leurs travaux, contribuent au bien-
être de l'espèce humaine; les grâces à la fois
nobles et touchantes avec lesquelles elle ré-
pend ses faveurs et ses encouragemens, ont
mis à ses pieds les cœurs de tous les savans,
de tous les littérateurs et de tous les artistes
de l'Europe : ainsi les témoignages de gratitude,
de quelque manière qu'on les lui présente, ne
peuvent avoir rien de nouveau ni de flatteur
pour elle. Mais la supplier de permettre que
son nom soit placé à la tête d'un ouvrage qui
traite d'un art faisant partie de la science dont
le peuple le plus spirituel du monde a divinisé
l'inventeur *, c'est, je le sais, flatter sa grande
âme, qui saisit avec empressement les occasions
de donner aux connaissances utiles l'illustration
qu'elles méritent.

* Esculape.

Cette pensée et l'amour de ma profession m'ont enhardi à solliciter de V. A. R. la permission de lui dédier cette traduction française d'un ouvrage que Joseph Fox, chirurgien-dentiste, anglais, expérimenté, a publié sur l'histoire naturelle et les maladies des dents; en me l'accordant, ce n'est pas moi seul que V. A. R. a comblé d'un honneur infini, ce sont tous les chirurgiens-dentistes de l'Europe, ce sont particulièrement ceux de l'Angleterre et de la France, dans l'ouvrage original et dans la personne du Traducteur; en un mot, ce n'est pas seulement moi, c'est l'art lui-même que V. A. R. honore; l'art que les talens d'Urbain Hemard, chirurgien français, ont pour ainsi dire créé, et que, dans ces derniers temps, un grand nombre d'autres chirurgiens-dentistes parisiens ont porté, par leurs lumières et leurs travaux, à un assez haut degré de considération.

Mais le nom de V. A. R., placé à la tête de ce livre, enflammera les jeunes étudians, d'une nouvelle émulation. Par leurs soins l'art fera de nouveaux progrès, et le souvenir des vertus, des lumières et de la noble bienfaisance de leur Auguste Protectrice, restant à jamais gravé dans leurs cœurs, aura fait, pour la théorie comme pour la pratique, ce qu'on n'aurait jamais pu attendre de tout autre moyen.

Je suis, avec respect, de Votre Altesse Royale,

MADAME,

Le très-humble, très-obéissant et très-dévoué serviteur.

Le Ch^{ier} LEMAIRE.

LA première partie de l'Ouvrage dont je donne la traduction, contient l'histoire naturelle des dents ; elle a été publiée en 1803. La seconde renferme ce qui regarde leurs maladies et leur traitement ; elle n'a paru qu'en 1806. En 1798, Hunter avait déjà donné, sur le même sujet, un livre qui porte le même titre que celui-ci, et qui est également divisé en deux parties ; l'une traitant de l'histoire naturelle, l'autre des maladies des dents. Dès la même année, Blake, célèbre physiologiste de Dublin, réfuta, dans une dissertation publiée à Edimbourg, les erreurs de Hunter, qui avaient déjà donné lieu à des pratiques dangereuses et même à des conséquences funestes.

Fox vint après ces deux grands hommes, et, soit qu'il eût ou non profité des vérités importantes découvertes par Blake, son ouvrage fut accueilli si favorablement par les chirurgiens anglais, qu'en 1814, le public lui en demanda une seconde édition, à laquelle il fit quelques additions : elles ne firent qu'accroître l'estime que la première lui avait méritée. C'est sur cette seconde édition que j'ai fait ma traduction. Je m'y suis plus attaché à la pensée de l'auteur qu'à la forme et à la couleur de son style. J'ai surtout cherché à éviter les longueurs et les répétitions de mots qui paraissent inséparables de la langue des savans anglais. Cependant si je n'ai pas rendu le texte littéralement, je me flatte d'avoir été le traducteur fidèle des idées et des opinions de Fox.

Je ne dirai rien du mérite de l'ouvrage : il est regardé, en Angleterre, comme le plus complet et le meilleur qui ait paru sur les dents et leurs maladies; et si ma traduction est accueillie par mes compatriotes avec autant de faveur que l'original l'a été par ceux de Fox, elle sera bientôt entre les mains de tous les jeunes Français qui se livrent à l'étude et à la pratique de la chirurgie-dentaire.

Je ne joins aucune réflexion à cette traduction, parce que j'ai voulu faire connaître les opinions accréditées en Angleterre, par Fox, avant de commenter celles qui ne m'ont pas paru vraies, de discuter celles qui m'ont paru douteuses, et d'ajouter à son Traité ce qui m'a paru lui manquer.

Mais je me propose dans la suite, et dans un ouvrage à part, de publier les remarques et les observations qui sont le fruit de mes études et de ma propre expérience, ou que je dois à mes confrères, sur quelques opérations, et quelques procédés conseillés par l'auteur anglais, ainsi que sur plusieurs faits qu'il m'a paru n'avoir pas saisis avec la sagacité et la justesse d'esprit qui lui sont ordinaires.

TABLE DES MATIÈRES

DE LA PREMIÈRE PARTIE.

INTRODUCTION.

Tous les corps animaux ont dans l'opération de leurs fonctions vitales, une tendance continuelle à s'alimenter de la substance analogue à celle dont ils sont composés. Il faut donc qu'ils en trouvent régulièrement une quantité suffisante pour réparer les pertes qu'ils éprouvent naturellement. Aussi existe-t-il dans le règne végétal, de même que dans le règne animal, d'abondans réservoirs de matières destinées à cette réparation, et appropriées à la nature, à la constitution, ainsi qu'aux divers instincts de toutes les créatures. Mais avant que ces substances variées puissent servir d'alimens aux animaux, il faut qu'elles soient soumises à diverses opérations. D'abord elles doivent être réduites en petites parties, mêlées avec les fluides de la bouche, changées en une masse molle, et préparées ainsi à subir l'action de l'estomac dans la digestion.

Les dents sont les organes que la nature a destinés à la première de ces opérations si essentielle à la santé, que sans le secours de la mastication, la digestion sera toujours imparfaite.

Celles qui paraissent à la première époque de la vie, sont convenables à l'état de l'enfance : à certain âge, elles sont remplacées par d'autres qui doivent rester jusqu'à la mort. Les premières que l'on pourrait nommer temporaires, sont très-sujettes à se gâter ; rarement elles tombent naturellement et au temps convenable, pour que les secondes que l'on nommera permanentes, se rangent d'elles-mêmes dans l'ordre qui leur est propre.

La connaissance de la manière dont s'opère la mue des dents, est une partie importante de leur histoire naturelle : elle est nécessaire au praticien qui veut se mettre en état de donner les secours convenables dans la seconde dentition, soit pour empêcher que les maladies des dents temporaires ne se communiquent aux permanentes, soit pour prévenir l'arrangement irrégulier de celles-ci, qui est toujours une grande difformité, et nuit souvent à la netteté de la prononciation.

L'attention que l'on doit donner à la beauté et à la régularité des dents, les précautions que l'on doit prendre pour les conserver saines, la nécessité de remédier promptement à leurs maladies, sont des sujets dignes de la plus sérieuse attention.

Dans les capitales et dans les grandes villes, ceux qui se livrent à la profession de dentiste, feront bien de se borner à la pratique de leur art; mais partout où les chirurgiens sont obligés d'exercer la chirurgie et la médecine dans toutes leurs parties, il faut qu'ils aient une connaissance exacte de la structure des dents, aussi bien que des autres parties de l'art qu'ils pratiquent.

Le livre que M. Hunter a publié sur les dents, est, sous le rapport scientifique, supérieur à tous ceux qui ont paru sur le même sujet: comme Ouvrage anatomique, il mérita une grande célébrité. Mais son auteur n'ayant pas accordé assez d'attention à ce qui regarde les opérations, on peut, sans nuire à son mérite, avancer qu'en beaucoup de points essentiels, il n'a pas rempli l'objet qu'il se proposait, particulièrement en ce qui concerne les précautions et les soins à prendre durant la seconde dentition.

Pendant que M. Fox était employé comme aide, sous M. Cline, il trouva les élèves des hôpitaux de Saint-Thomas et de Guy, animés d'un vif désir de se procurer des connaissances particulières sur les maladies des dents. Des conversations fréquentes sur ce sujet, des descriptions de quelques opérations et de la manière de les faire, le mirent à même de préparer des leçons sur cette matière. Puissamment assisté par M. Astley Cooper, ainsi qu'il s'est plu à le reconnaître, il fut en état d'ouvrir son premier cours au printemps de 1799. Il en fit successivement beaucoup d'autres dans la même saison à l'hôpital de Guy; et les auditeurs, après les avoir favorablement accueillis, en demandèrent la publication. Ce sont ces circonstances qui l'ont engagé à mettre au jour son Ouvrage, ainsi que les gravures dont il est orné, et qui ont été exécutées d'après les dessins des préparations destinées à l'éclaircissement des leçons orales.

Le volume qui contient l'histoire naturelle des dents parut en 1803; le second volume, dans lequel on traite de leurs maladies, fut publié en 1806. L'auteur est extrêmement flatté du désir que le public témoigne d'avoir une seconde édition de cet Ouvrage. Depuis qu'il s'est adonné à sa profession, son but principal a été de rendre respectable cette branche de l'art, en engageant les chirurgiens à la cultiver avec soin, et il ose se flatter que ses cours et l'impression de son livre, auront contribué au succès de ses désirs.

Cette nouvelle Édition est augmentée des descriptions de quelques nouveaux genres de maladies, et des observations auxquelles elles ont donné lieu : il espère qu'elle sera agréable et utile à toutes les personnes qui désirent se procurer des instructions sur les sujets qu'il a traités.

CHAPITRE PREMIER.

Quand l'organisation des différentes parties du fœtus est assez avancée pour qu'il ait pris des formes distinctes et une figure déterminée, on aperçoit déjà un développement considérable dans les parties indicatrices et préparatoires de la formation des dents. Dès que dans les parties cartilagineuses de l'embryon, il commence à se former un dépôt osseux, les deux mâchoires se remplissent de petits sacs membraneux; et dans leurs parties antérieures, on découvre les rudimens des cloisons alvéolaires. Les os maxillaires, déjà distinctement formés dans un fœtus de quatre mois, sont alors très-minces et creux dans toute leur longueur *. Dans la mâchoire inférieure, la cavité est par devant étroite et profonde, mais plus large et plus superficielle par derrière. Si l'on enlève les parties membraneuses, on aperçoit des commencemens d'os qui

---

* L'explication de ce qui arrive à l'une des mâchoires, pour la formation des dents, suffira pour faire connaître ce qui se passe à l'autre; et pour ne pas tomber dans la confusion, je ne m'occuperai que de la mâchoire inférieure.

percent de chaque côté et qui, grossissant à mesure que le fœtus se développe, deviennent plus distinctes, et finissent par former des alvéoles séparées.

Tant que dure l'état de fœtus et même quelque temps après l'accouchement, les vaisseaux et les nerfs se présentent le long de cette cavité immédiatement au-dessus des pulpes des dents *, dans lesquelles il se forme par la suite un canal distinct qui reçoit les vaisseaux principaux et les ramifications des nerfs destinés à chacune d'elles.

Quand dans un fœtus de l'âge ci-dessus, la gencive qui couvre la cavité alvéolaire est dépouillée des os, on voit distinctement sortir de ses parties intérieures de petites élongations qui sont les principes des pulpes dont les dents sont formées **.

Les cloisons alvéolaires se présentent bientôt d'une manière distincte; car les parties osseuses qui partagent la cavité longitudinale, s'élèvent au niveau de ses bords supérieurs, tandis que les principes membraneux, ayant pris plus de développement, commencent à se placer dans des cellules particulières ***.

* Planche I, figure 1.

** Planche I, figure 2.

*** Planche I, figures 3, 5.

(7)

Dans un fœtus d'environ quatre mois, on peut facilement distinguer les substances qui servent à la formation
des dents : en les examinant avec attention, on les trouve
molles, et on reconnaît que ce sont de véritables corps
pulpaires, d'une figure semblable à celle de la dent,
et que chacun d'eux est renfermé dans une membrane
particulière *.

Pendant une partie du temps que la nature employe à
la formation des dents, leurs alvéoles grandissent plus
qu'elles. C'est pourquoi elles y sont contenues d'une
manière mal assurée. A l'époque de la naissance, ces
alvéoles sont assez grandes pour les enfermer et les couvrir entièrement, et pour former un support tel que,
sans nuire à leur développement, l'enfant peut, en
suçant, appuyer assez fortement sur ses gencives.

L'ossification des dents ne tarde pas à avoir lieu; elle est
d'abord sensible aux pointes des incisives. Chez un fœtus
de cinq à six mois, les pulpes de ces dents, celles des
cuspides et les pointes des molaires ont déjà commencé
à se durcir; l'ossification s'étend progressivement du
sommet à toute pulpe, jusqu'au-dessous du collet de la
dent. A l'époque de la naissance, les dents de chaque
mâchoire sont déjà entièrement formées. Ce sont celles

* Planche I, figure 4.

que la nature destine à l'enfance, que j'appelle temporaires, et que l'on désigne sous le nom de dents de
mue, de dents de lait *.

Ces dents temporaires, qui constituent la première
série, et sont au nombre de vingt, se divisent en trois
classes, savoir : les incisives, les cuspides et les molaires.
Il y a dans chaque mâchoire, quatre incisives, deux
cuspides et quatre molaires. Elles sont en nombre égal
de chaque côté de la bouche, se correspondent par leur
forme et leur figure, et se font, pour ainsi dire, pendans.

Outre ces vingt dents, on découvre encore les rudimens de plusieurs autres dans leur premier état de
formation; ils doivent composer une partie de la classe
des dents permanentes, ou des adultes **.

Après la naissance, comme l'ossification s'établit entièrement, les dents devenues trop longues pour être contenues dans les alvéoles, pressent sur les parties qui les
couvrent, ce qui produit le phénomène de l'absorption,
qui suit dans sa marche les progrès de la dent. Elle fait
d'abord céder les membranes qui la couvrent, et la gencive
qui leur servait d'enveloppe, devenue successivement
plus mince, en est enfin traversée.

* Planche II, figure 1.

** Planche II, figure 1. A B.

L'apparition des dents n'a pas lieu au même âge chez tous les enfans; il y a même, à cet égard, une différence assez considérable qui semble dépendre de celle de la santé et de la constitution des sujets. Chez quelques-uns, la première dent perce vers le quatrième ou le cinquième mois; tandis que chez d'autres, d'une constitution sans doute plus faible, elle ne se montre que vers le dixième ou le douzième. On voit même des enfans de quatorze mois, chez lesquels il n'en a encore paru aucune. La dentition est ordinairement plus prompte chez les enfans bien constitués : c'est une règle qui paraît générale, mais qui n'est pas sans exception, car souvent des sujets très-faibles produisent leurs dents de bonne heure, tandis que de très-robustes ne les produisent que tard et lentement.

Généralement le sixième, le septième, le huitième mois après la naissance, sont les époques de la première dentition *.

---

* On a vu des enfans naître avec des dents : ce sont ordinairement les incisives centrales de la mâchoire inférieure. En pareil cas l'alvéole n'était pas assez profonde, et la dent qui devait s'y former a prématurément percé la gencive. Ces produits hâtifs ne sont que des couronnes de dents, sans racines et faiblement attachées aux gencives. Bientôt ils vacillent, causent à la bouche de l'enfant une grande inflammation, et beaucoup d'inconvéniens à la mère. Il est donc à propos de les extraire de suite, attendu qu'ils ne pourraient jamais arriver à leur état de perfection.

Les dents qui se correspondent paraissent ordinairement en même temps, **ou seulement** à quelques jours de distance les unes des autres : d'abord à la mâchoire inférieure, ensuite à la supérieure.

Dans l'ordre naturel, les deux incisives centrales de la mâchoire inférieure paraissent les premières, l'une peu de jours avant l'autre. Un mois après, on voit sortir celles de la mâchoire supérieure. Après celles-ci, viennent, à quelques semaines d'intervalle, les incisives latérales de la mâchoire inférieure, et bientôt celles de la mâchoire supérieure. Les cuspides croissent plus lentement, et paraissent quelquefois plus tard que les molaires, parce qu'elles sont plus enfoncées dans la mâchoire. Les petites molaires de la mâchoire inférieure percent ordinairement vers le quatorzième ou le seizième mois avant celles de la mâchoire supérieure, qui les suivent de près. Entre deux ans et deux ans et demi, l'enffant donne quelquefois les secondes molaires, et complète ainsi la série des dents temporaires *.

La formation de cette série dure ordinairement depuis le sixième ou le huitième mois de la naissance, jusqu'à la deuxième ou la troisième année. Les dents suivent communément dans leur apparition l'ordre que je viens

* Planche II, figures 2, 3, 4.

d'indiquer; mais on ne doit pas toujours s'y attendre.
Il arrive de grandes irrégularités; quelquefois ce sont les
dents supérieures qui paraissent avant les inférieures; les
incisives latérales qui précèdent les centrales. J'ai vu
une fois une première molaire de la mâchoire inférieure percer avant les incisives latérales. Quelquefois
il paraît ensemble un plus grand nombre de dents qu'on
ne devait s'y attendre. Ces apparitions irrégulières sont
souvent accompagnées d'un changement dans la santé
des enfans et de symptômes d'irritation alarmans.

CHAPITRE II.

Il est de nécessité absolue qu'un chirurgien, chargé de soigner la bouche des enfans, connaisse parfaitement l'ordre dans lequel se forment les dents permanentes, et le temps auquel chacune d'elles doit ordinairement percer la gencive. Leur perfection, ainsi que leur formation, occupe une partie considérable de notre courte vie. Quelquefois leur évolution n'est complète qu'au bout de vingt ans et même plus. Avant notre naissance, la nature travaille déjà à la production de ces organes permanens de la mastication, et souvent leur nombre n'est complet qu'à la vingt-cinquième et même à la trentième année de certains individus.

Les dents permanentes diffèrent en beaucoup de points des temporaires ; quelques-unes ont une plus grande largeur, d'autres affectent une autre forme, et elles sont quelquefois au nombre de trente-deux, tandis que les temporaires n'étaient qu'au nombre de vingt. Les premières, sous ce dernier rapport, peuvent être divisées en deux classes. La première se compose de celles qui succèdent aux temporaires : la seconde de celles qui leur sont ajoutées. Les unes et les autres commencent à se former, à-peu-près en même temps, et elles présentent dans leur progression successive, l'un des plus curieux changemens que subisse la structure animale. Celles qui succèdent aux incisives et aux cuspides de l'enfant portent le même nom, affectent la même forme; mais sont plus grosses que les premières. Celles qui remplacent les molaires temporaires sont, au contraire, plus petites; et comme à leur sommet elles sont divisées en deux pointes, on les nomme bicuspides. Les molaires de l'adulte sont les dents qui sont ajoutées aux temporaires; elles paraissent l'une après l'autre, à mesure que la mâchoire s'agrandit *.

On peut donc diviser les dents permanentes en quatre classes, les *incisives*, les *cuspides*, les *bicuspides* et les *molaires*. Elles diffèrent les unes des autres par leur figure, ainsi que par le nombre et la forme de leurs racines. Les *cuspides* tiennent le milieu entre les *incisives* et les *bicuspides*, et celles-ci entre les *molaires* et les *cuspides*.

Les incisives, ou dents coupantes, sont placées à la partie antérieure de la mâchoire, et forment le devant de la bouche. Chaque mâchoire en a quatre, placées de

* Planche VII.

manière que les deux centrales avancent un peu plus que les latérales. Elles sont pleines et aplaties, convexes à leur surface extérieure, et concaves à leur surface intérieure. Elles se terminent en un bord tranchant parallèle au sommet de la racine ; elles augmentent en largeur et diminuent en épaisseur depuis leur naissance jusqu'à leur sommet, en sorte que, vues de face, leur bord tranchant en est la partie la plus large et la plus étroite, tandis qu'au contraire, lorsqu'on les regarde de côté, elles ont l'apparence d'un coin, forme parfaitement convenable à l'usage pour lequel elles sont destinées ; qui est de diviser et de couper les alimens.

Toutes ces dents sont couvertes d'un émail plus épais à leur surface antérieure, qu'à leur surface postérieure, et à l'une ainsi qu'à l'autre de ces surfaces, que sur les côtés. Leurs racines sont coniques et plus courtes que celles des cuspides. A la mâchoire supérieure, les incisives centrales sont plus longues et plus larges que les latérales ; elles sont plus petites à la mâchoire inférieure qu'à la supérieure, mais elles y ont toutes à-peu-près la même dimension.

Nous avons quatre cuspides : deux à chaque mâchoire, où chacune d'elles est placée en arrière et sur le côté des incisives latérales. La couronne des cuspides ressemble à celle des incisives ; mais ses angles sont taillés de manière à former une pointe, au lieu du bord large et tranchant qui termine ces dernières. Les racines des cuspides sont très-épaisses et très-profondes; c'est pourquoi, vues par les côtés, elles paraissent plus larges que de face. Ces racines pénètrent plus avant dans la mâchoire que celle des autres dents, comme on peut le vérifier en les suivant avec le bout du doigt.

Les cuspides des deux mâchoires se ressemblent beaucoup par leurs formes et leurs longueurs. Leurs parties latérales sont couvertes d'un émail plus épais que celui qui recouvre les mêmes parties des incisives. Elles se terminent en une pointe qui s'arrondit insensiblement par le frottement qu'elles exercent l'une sur l'autre dans la mastication, et finit quelquefois par s'aplatir entièrement. Elles ne servent pas comme les incisives à couper et à diviser les alimens, ou à les mastiquer comme les molaires; mais, semblables aux canines des carnivores, elles paraissent destinées à saisir la chaire et à la déchirer.

Les bicuspides sont placées immédiatement en arrière et sur le côté des cuspides dont elles ont d'abord porté le nom ou celui de secondes mâchelières. Mais comme elles n'ont la forme ni des unes, ni des autres, et qu'elles font un ordre intermédiaire entre ces deux espèces, M. Hunter a cru devoir les considérer comme une classe particulière. Toutes ces dents ont entre elles une parfaite ressemblance ; et lorsqu'on les considère sous l'aspect qu'elles présentent dans la bouche , elles ont une grande analogie avec les cuspides : elles sont au nombre de huit. Celles qui appartiennent à la mâchoire supérieure se terminent en deux pointes, l'une interne et l'autre externe. Leurs racines sont comme comprimées sur leurs côtés , et forment souvent deux branches unies par une dépression mutuelle. Les premières de ces dents ont ordinairement deux petites racines ; les secondes n'en ont parfois qu'une ; mais cela varie fort souvent.

Les bicuspides de la mâchoire inférieure sont plus petites que celles de la supérieure, et les pointes qui les terminent sont moins saillantes : elles n'ont qu'une racine. Toute la surface de leur couronne est également émaillée ; elles sont presque verticales , ou du moins n'ont qu'une légère inclinaison en dedans.

Les molaires ou les mâchelières sont au nombre de douze ; il y en a trois de chaque côté des mâchoires, où elles sont placées en arrière des bicuspides. Les deux premières de ces dents sont tellement semblables, que la description de l'une donne l'idée juste de l'autre. La troisième ayant quelques particularités qui la distinguent des autres, doit être décrite séparément.

Ces dents, en général plus volumineuses que les autres,

sont larges, et munies, à leur surface supérieure, de plusieurs tubercules qui les mettent à même de broyer les alimens et de remplir ainsi leurs fonctions : elles ont toutes plusieurs racines. Celles de la mâchoire inférieure sont inclinées en dedans, tandis que les supérieures sont placées presque perpendiculairement à l'égard de la mâchoire. Ces dernières s'appuyent ordinairement sur trois racines, l'une interne et les deux autres externes. La première a une direction fort oblique : elle est la plus grande et la plus arrondie des trois. Les molaires inférieures n'en ont ordinairement que deux, l'une interne et l'autre externe. Ces dents sont plates et larges dans toute leur longueur.

Il arrive quelquefois aux molaires supérieures d'avoir quatre racines distinctes * : j'en ai trouvé une qui en avait cinq ; mais cette anomalie ne s'est présentée à moi que cette fois ** ; celles de la mâchoire inférieure en ont quelquefois trois ***. La troisième molaire, appelée dent de sagesse, est plus petite et plus arrondie que les autres : ses racines, qui paraissent se presser l'une

* Planche VIII, figure 11.

** Planche VIII, figure 13.

*** Planche VIII, figure 6.

contre l'autre, sont moins régulières et moins distinctes que celles des premières ; quelquefois elle n'en
a qu'une. A la mâchoire inférieure, il lui arrive fréquemment d'en avoir de recourbées, et d'être elle-même
si inclinée en dedans, qu'elle dépasse à peine, dans
son élévation, l'apophise coronoïde. Les incisives de la
mâchoire supérieure étant plus larges que celles de la mâchoire inférieure, les autres dents doivent naturellement
être restées plus en arrière du cercle dans la première,
que celles qui leur correspondent dans la seconde. C'est
pourquoi, dans une bouche régulièrement formée, quand
les mâchoires sont rapprochées, les incisives centrales
supérieures viennent se placer sur les centrales et la
moitié des latérales inférieures ; tandis que les latérales
supérieures couvrent la moitié des latérales inférieures,
et la plus grande partie des cuspides ; que les cuspides
supérieures tombent en partie sur les cuspides inférieures, et se projettent sur les premières bicuspides ;
que les premières bicuspides supérieures s'appuient sur
les premières et les secondes bicuspides inférieures, que
les secondes bicuspides supérieures portent, en partie,
sur leurs correspondantes inférieures et en partie sur les
premières molaires ; que les premières molaires supérieures couvrent les deux tiers des premières molaires
inférieures et une partie des secondes ; que les secondes
molaires supérieures couvrent une partie des secondes
et une partie des troisièmes inférieures ; et qu'enfin, la
troisième molaire supérieure, étant plus petite que celle

qui lui correspond à la mâchoire inférieure, tombe entièrement sur elle *.

Ce mécanisme de dents accroît leur puissance dans
l'acte de la mastication; et si l'une d'elles a été extraite,
celle qui lui est opposée ne devient pas inutile, puisqu'elle agit en partie sur la dent qui touche à la place vide.

Les incisives et les cuspides permanentes sont formées
derrière les temporaires du même nom, les bicuspides
au-dessous des molaires, et elles sont contenues dans des
alvéoles qui leur sont propres. Quant aux molaires, elles
se forment l'une après l'autre dans des parties particulières des mâchoires : en haut, c'est dans la partie postérieure, que l'on nomme tubercule; en bas, c'est dans celle
qui est située au-dessous de l'apophise coronoïde : elles
se succèdent à mesure que les mâchoires, en prenant de
l'accroissement, les poussent en dehors.

Les dents permanentes, qui commencent à se former
les premières, sont les molaires antérieures. Chez un
fœtus, peu avant la naissance, on en aperçoit les pulpes
situées dans les parties postérieures des mâchoires : à
l'époque de la naissance, déjà leurs pointes les plus élevées ont commencé à s'ossifier; si même alors on examine les membranes des incisives temporaires, on y

* Planche VII, figure 1.

découvre de petits sacs membraneux attachés à leurs parties postérieures et supérieures contenant une substance visqueuse, que l'on peut regarder comme le principe des incisives permanentes; l'ossification commence à leur pointe immédiatement après la naissance, et d'abord à celles de la mâchoire inférieure.

Quand les incisives centrales temporaires supérieures, et les quatre incisives inférieures ont percé, il s'est déjà fait un grand progrès dans l'ossification des incisives permanentes et des premières molaires : elle a commencé à la mâchoire inférieure, aux pointes des cuspides, dont les pulpes sont devenues distinctes à la mâchoire supérieure, où leur ossification ne se déclare que quand l'enfant approche de son sixième mois *.

Entre la deuxième et la troisième année, époque à laquelle toutes les dents temporaires sont sorties des gencives, les permanentes, dont on vient de parler, ont déjà pris certain volume, et les pointes des cuspides de la mâchoire supérieure commencent à s'ossifier **. Après ce temps, les dents prennent une position tout-à-fait différente. D'abord les permanentes et les temporaires

* Planche II, figures 2 et 3.

** Planche II, figure 4.

étaient contenues dans une enveloppe commune ; mais à mesure que le développement des unes et des autres fait des progrès, les premières, ensuite de l'accroissement des cloisons alvéolaires, se trouvent placées dans une sorte de niche particulière ; leur partie osseuse perce l'enveloppe commune, et, la pressant par degrés, en opère la séparation complette ; en sorte qu'elles se trouvent alors placées dans des alvéoles qui leur sont propres. On peut observer cette marche progressive dans la tête d'un enfant d'environ quatre ans ; les mâchoires étant alors devenues plus profondes, par la formation des dents temporaires et l'accroissement des cloisons alvéolaires, on y découvre aisément les dents permanentes, si on enlève leurs lames externes *.

Vers cet âge, l'ossification des incisives, des cuspides, des premières bicuspides et des molaires, est fort avancée, déjà on aperçoit quelques progrès dans la formation des secondes molaires, et l'ossification des secondes bicuspides ne tarde pas à commencer.

C'est à six ans à peu près que l'on remarque de grands progrès dans celle des secondes et des premières molaires, et en général de toutes les dents qui doivent succéder aux temporaires : si aucune de celles-ci n'est encore

* Planche III.

tombée, on découvre dans la tête quarante-huit dents ; vingt au dehors, et vingt-huit qui se développent au-dessous des gencives *.

La formation des troisièmes molaires, ou dents de sagesse, ne commence qu'à l'âge de huit ou neuf ans ; alors quelques-unes des temporaires de devant ont déjà mué, et toutes les autres permanentes sont fort avancées dans leur développement **.

Pendant leur formation, les incisives permanentes sont placées au côté interne des temporaires qui leur correspondent, et occupent, quoique plus grandes qu'elles, la partie du cercle la plus étroite : elles s'y trouvent donc très-serrées, et forcées de prendre un ordre irrégulier. C'est pourquoi les incisives latérales sont quelquefois placées transversalement et toujours en arrière dans l'espace qui se trouve entre les incisives centrales et les cuspides : celles-ci prennent naissance à la mâchoire supérieure, sous le *suborbiter*; et à l'autre mâchoire, elles sont si enfoncées, qu'elles touchent au bord inférieur.

Cette description de la marche progressive que suit la

* Planche IV.

** Planche V.

nature dans la formation des dents, peut bien ne pas toujours s'accorder avec ce qu'en ont dit plusieurs écrivains estimables. Il s'est glissé à cet égard, dans le Traité de M. Hunter, un grand nombre d'inexactitudes, qu'il faut attribuer au peu d'importance qu'il y a attachée. D'ailleurs, il n'est pas étonnant que tous les observateurs ne s'accordent pas sur ce qui se passe dans la formation des dents, puisque, dans plusieurs enfans du même âge, elle n'a pas toujours fait les mêmes progrès. Je n'ai prétendu donner ici que l'ordre dans lequel cette formation a lieu généralement, comme me l'ont démontré les expériences et les préparations anatomiques que j'ai faites avec attention.

CHAPITRE III.

DE LA MANIÈRE DONT SE FORMENT LES DENTS.

Les procédés que la nature emploie dans la formation des dents, sont tout particuliers, et diffèrent de ceux qu'elle suit dans celle des os en général. Elle donne pour base à ceux-ci un cartilage et une substance membraneuse, tandis qu'elle forme celles-là d'une substance pulpeuse, molle et d'une figure semblable à celle qu'aura la dent qui doit en naître.

Chaque pulpe est recouverte d'une membrane fortement attachée à sa base et à la gencive; cependant elle n'est contenue à son sommet que d'une manière lâche dans cette membrane, qui paraît seulement flotter sur elle; et à sa base elle n'adhère que faiblement à la cavité alvéolaire.

Dans une mâchoire injectée avec soin dans toutes ses parties, on reconnaît que les pulpes sont vasculaires, ainsi que les membranes qui les recouvrent, et qui peuvent être divisées en deux lames , l'une externe et l'autre interne : la première est d'un tissu plus mou et plus spongieux que la seconde, qui est plus mince. Toutes deux sont vasculaires : elles reçoivent des gencives les vaisseaux qui les abreuvent, et les pulpes reçoivent les leurs de l'artère qui traverse la mâchoire.

J'ai fait plusieurs injections qui m'ont parfaitement réussi : elles ont confirmé tous les détails que je viens de donner dans l'exposé ci-dessus, qui contredit ce qu'avancent, sur ce sujet, soit M. Hunter, soit le docteur Blake, dans sa dissertation inaugurale publiée à Edimbourg en 1798 , qui contient d'ailleurs d'excellentes remarques physiologiques sur la formation des dents. M. Hunter observe que la lame externe de la membrane est molle, spongieuse et dénuée de vaisseaux, et que l'autre est plus ferme et extrêmement vasculaire. Le docteur Blake dit : « Les membranes peuvent être faci-
« lement divisées en deux lames : l'externe est spongieuse
« et remplie de vaisseaux ; l'interne est plus mince et
« plus délicate, et paraît ne renfermer aucun vaisseau
« capable de servir à la circulation du sang. » Dans plusieurs expériences faites sur des préparations tirées de sujets humains, ou de fœtus de veaux soigneusement injectés, j'ai toujours trouvé les deux lames parfaitement vasculaires. *

* Planche IX , figures 1 , 2 , 3, 4.

La manière dont se forment les dents permanentes n'avait pas été bien comprise avant que le docteur Blake l'eût expliquée, et c'est de sa part une découverte qui indique un observateur exact et judicieux.

Dès que les rudimens des dents temporaires ont reçu quelque développement, de nouveaux sacs se forment à la partie supérieure et postérieure de la membrane qui appartient à chacune d'elles : ces sacs sont d'abord renfermés dans les alvéoles des dents temporaires, et adhèrent à leurs membranes, de manière qu'on ne peut les séparer sans déchirer l'un , et quelquefois tous deux *.

A mesure que les sacs des dents permanentes prennent de l'accroissement , les alvéoles des temporaires s'étendent : on trouve, dans la partie interne des cloisons, de petites niches qui s'agrandissent en même temps que ces sacs, autour desquels elles forment, par degré, une enveloppe distincte. Cependant, on découvre, immédiatement sous la gencive, une ouverture dans laquelle les membranes des deux classes de dents continuent à être unies **, et quand une temporaire a percé son alvéole, ces membranes s'alongent beaucoup, et restent attachées

* Planche IX, figure 5.

** Planche IX, figure 10.

à la gencive, dont elles reçoivent toujours leurs vaisseaux,
ainsi qu'aux collets des dents, et pour leur passage il
existe de petits trous dans la mâchoire *.

Les secondes et les troisièmes molaires permanentes
se forment de la même manière que les premières. Un
petit sac, sorti de la partie postérieure, est d'abord renfermé dans la même enveloppe que la pulpe de la première molaire : par degré il se forme une alvéole nouvelle, où la seconde molaire acquiert sa perfection, et
près de laquelle il se trouve un autre sac où se forme
la troisième de ces dents **.

Une dent est composée de deux substances : l'émail
et l'os; l'émail couvre toute la partie de la dent qui
s'élève au-dessus de la gencive : l'os constitue ses racines
et sa couronne couverte par cet émail. Celui-là est formé
par la pulpe, celui-ci par la membrane dont elle est
environnée; et le second se forme avant le premier. Au
commencement de l'ossification, les parties qui y con-
courent sont apportées par les vaisseaux de la pulpe
aux extrémités; dans les incisives, elle a d'abord lieu à
leurs pointes, et dans les molaires, aux tubercules de

* Planche IX, figure 6.

** Planche IX, figure 9.

leurs surfaces broyantes. Ordinairement, dans les premières, elle commence sur trois points à la fois, qui,
s'étendant et se rejoignant, forment leur extrémité cou-
pante. Dans les secondes, elle commence aussi simultanément sur autant de points qu'il y a de tubercules, qui
sont communément au nombre de quatre aux molaires
inférieures, et de cinq aux supérieures. Ces tubercules se
trouvent bientôt unis par une couche osseuse qui couvre
légèrement la surface supérieure de la pulpe, à toutes les
parties de laquelle l'ossification ne tarde pas à s'étendre ;
et alors elle est couverte partout d'une légère écaille
osseuse, qui, si on l'enlève, laisse voir un tissu pulpeux
parfaitement vasculaire ; ce qui s'observe surtout aux
dents des grands animaux. J'ai fait cette expérience sur
les dents d'un jeune éléphant disséqué par M. Astley
Cooper ; après en avoir enlevé l'écaille osseuse, ce à
quoi je ne suis parvenu qu'après de grands efforts, tant
elle a d'adhérence, je trouvai les vaisseaux remplis de
sang. Cette force d'adhérence, dont je viens de parler,
m'a toujours paru proportionnée à la grosseur de
la dent. L'ossification des dents m'a paru s'étendre,
par couches successives, de la circonférence au centre,
depuis son commencement jusqu'à son dernier période.
Ce n'est qu'après l'entière formation de la couronne,
que la pulpe s'alonge et projette la racine : l'os la suit
dans sa progression ; elle devient par degrés plus étroite,
et se termine en pointe. Elle se divise aussi en autant

de branches que la dent doit avoir de racines, et la matière osseuse la suit dans toutes ses ramifications. Toutes
les dents ont d'abord une cavité considérable, qui diminue à mesure qu'elles se forment, mais qui continue à
exister dans presque toute leur longueur, en retenant la
forme particulière à chacune d'elles *, et même celle de
toutes les parties dans lesquelles elle s'étend. Dans la
couronne, elle a la figure de la couronne ; et les petits
canaux qui en partent pour parcourir les racines, prennent
aussi chacun la figure de celle à laquelle il appartient.
Cette cavité reçoit les nerfs et les vaisseaux sanguins
qui se ramifient dans la membrane de la pulpe, dont
elle ne cesse pas d'être revêtue, et qui donnent ainsi de
la sensibilité et de la nourriture aux dents. L'émail,
comme on l'a déjà dit, couvre toute cette partie de la
dent qui dépasse toujours les gencives lorsqu'elles sont en
état de santé, et que l'on nomme le corps ou la couronne : il est formé par la membrane qui environne la
pulpe, et qui, dès que cette pulpe est recouverte d'une
écaille osseuse, sécrète une substance d'abord aussi tendre
que la craie, puisqu'elle peut être grattée et ratissée par
l'ongle ; mais qui durcit promptement, et semble se cris-
talliser en prenant une forme régulière et spéciale.

Cette déposition de l'émail dure autant de temps à

* Planche VIII, figure 4.

peu près que la dent est contenue dans la membrane, et se fait en plus grande quantité qu'ailleurs sur les parties où elle a commencé; en sorte que l'émail est plus épais sur les extrémités et sur les surfaces broyantes des dents, que sur leurs côtés, et qu'il s'amincit à mesure qu'il s'approche de leurs collets. On découvre cet arrangement sur une dent sciée en travers : on peut le mieux connaître encore par l'action du feu qui aura pulvérisé toutes les parties osseuses de la dent, avant d'avoir brûlé l'émail à noir, et d'en avoir détruit la consistance *.

Pendant que l'émail se forme, la dent prend de l'accroissement; elle presse sur la membrane, finit par en causer l'absorption; et dès-lors il ne peut plus y avoir nouvelle addition de cette substance.

Parvenu à sa perfection, l'émail des dents est si dur, qu'il use la lime avec laquelle on veut l'entamer, et qu'il en jaillit des étincelles quand on le frappe avec de l'acier. J'ai produit cet effet avec des dents humaines; mais il est plus remarquable avec celles des grands animaux, et surtout de l'hypopotame.

Si l'on brise cet émail, on s'aperçoit qu'il est composé d'une infinité de petites fibres, qui, se dirigeant de

* Planche VIII, figure 1.

l'intérieur à l'extérieur, forment, autour du corps de la
dent, des espèces de rayons. C'est ainsi qu'il se cristal-
lise peu après qu'il a été déposé, et qu'il forme une
couverture que le frottement dans la mastication ne peut
user, et qui est capable de résister à l'action violente que
les dents peuvent exercer l'une sur l'autre *.

De grands physiologistes ont prétendu qu'une fois parvenues à toute leur grosseur, les dents, à la différence
des autres os, ne recevaient plus de nourriture, et pourraient être considérées comme des corps étrangers ;
d'autres ont prétendu que l'émail ne continuait à subsister que parce qu'il était renouvelé. Mais cette dernière
opinion est inadmissible, puisque la membrane qui le
formait a été détruite avant la naissance de la dent ;
que, dans les premiers temps de cette naissance, il est
plus épais qu'à toute autre époque, et que dès-lors même
il commence à diminuer, ainsi qu'on peut le remarquer
sur plusieurs des dents permanentes. En effet, les incisives sortent des gencives avec leurs tranchans dentelés,
les cuspides avec des pointes très-aiguës, et les molaires
avec des tubercules très-prononcés : bientôt ces prééminences, qui sont produites par l'émail, diminuent, les
tranchans des incisives deviennent uniformes, les pointes
des cuspides s'arrondissent, et les surfaces des molaires

* Planche VIII, figures 2, 3.

s'applanissent par l'effet de la mastication. Il a y donc diminution de cette substance ; tandis qu'au contraire la partie osseuse, depuis le moment de l'apparition des dents, augmente sensiblement pendant un temps considérable, et qu'il s'y forme de nouvelles racines, car il est rare qu'aucune d'elles en ait plus de deux lorsqu'elles se montrent hors des gencives : ce qui détruit encore la première opinion.

L'émail se forme quelquefois, sur certaines dents, d'une manière fort imparfaite ; au lieu de présenter une surface blanche, polie, unie et dure, il offre un grand nombre d'inégalités et une couleur jaune et livide. Dans cet état, les dents ont l'aspect d'une éponge ou d'un rayon de miel ; quelquefois ces défectuosités ne se montrent que sur le bord coupant et sur le devant de la dent ; d'autres fois elles en occupent la moitié. Peu d'années suffisent souvent pour détruire les aspérités qui n'affectent que les parties supérieures ; et à l'âge de maturité, on peut les attaquer et les applanir avec la lime ; mais chez quelques individus, on voit, parfois, deux ou trois lignes de ces aspérités traverser le devant des dents *.

Cette imperfection de l'émail se rencontre rarement ailleurs que sur les incisives, les cuspides et les premières

* Planche VIII, figure 14.

molaires; les bicuspides et les autres molaires en sont généralement exemptes. On ne peut dire pourquoi les membranes qui sécrètent l'émail, s'écartent si souvent de l'ordre naturel dans leurs fonctions : peut-être faut-il attribuer ces aberrations à quelques particularités de leur organisation pendant les premiers mois. Ce qui me fait hasarder cette conjecture, c'est que les dents dont l'émail est sujet aux défectuosités que j'ai signalées, sont celles dont la formation commence vers la naissance, et qu'elles s'y montrent dans les parties qui se forment les premières plus fréquemment que dans les autres ; tandis que quelques mois après les membranes ayant acquis une constitution plus parfaite, fournissent plus régulièrement les principes constitutifs de l'émail aux dents qui se forment les dernières : aussi, sous ce rapport, sont-elles rarement défectueuses.

Une chose bien singulière, et remarquable, c'est que les mêmes circonstances se rencontrent souvent dans plusieurs enfans de la même famille, et qu'il n'est pas une partie de leur construction par laquelle ils se ressemblent plus que par la figure et par l'arrangement des dents. Au reste, j'ai souvent observé que celles dont l'émail avait les défauts dont je viens de parler, étaient moins sujettes à se gâter que d'autres où il se montrait avec tout l'éclat, la transparence et la régularité qu'il doit avoir; et, dans ce cas, comme dans beaucoup d'autres qui touchent notre espéce, on peut dire que la nature prive son ouvrage d'une apparence agréable pour lui donner une perfection réelle.

Quelquefois il arrive qu'une seule dent ait deux pulpes unies et les parties extérieures de deux corps distincts; mais si l'on essaie d'enlever un de ces corps, on s'aperçoit bientôt qu'ils sont unis au collet. On voit, dans la planche VIII, plusieurs dents de cette sorte, que l'on doit considérer comme un jeu de la nature *.

Souvent les racines rencontrent quelques obstacles dans leur accroissement, et se courbent : celles des dents qui en ont deux ou trois, sont tellement engagées par leurs pointes dans la mâchoire, qu'elles y tiennent fermement; dans ces cas l'opération de l'extraction est extrêmement difficile.

Les artères qui fournissent le sang aux dents, sont appelées dentales : ce sont des branches de la *maxillaire interne*, qui dérive de la *carotide externe*, à cette partie que recouvre la glande *parotide*. Cette maxillaire se porte derrière le côté droit de la mâchoire inférieure : là elle se divise dans le *condyloïde* et le *coronoïde*, passe entre la mâchoire et le muscle *pterygoïde* externe, et fait en-

* Planche VIII, figures 8, 9, 10.

suite un grand circuit pour se rendre à la partie postérieure de l'antre maxillaire; de là elle envoie de nom-
breuses branches aux parties appartenant aux deux
mâchoires, et particulièrement aux dents de la mâchoire
supérieure; elle fournit aussi à la mâchoire inférieure
une branche nommée, par les uns, *maxillaire inférieure*,
et par d'autres, *dentale*. Cette branche entre dans l'os de
la mâchoire, au trou maxillaire postérieur, traverse le
canal, donne des rameaux aux racines de chaque dent,
fournit en outre la substance de l'os, envoie de petits
vaisseaux aux incisives, passe au-delà du trou maxillaire
antérieur, se distribue aux gencives, et communique au
menton avec la branche de l'artère faciale.

Les nerfs qui se distribuent aux dents, naissent de la
cinquième paire, les *trijumeaux;* cette paire se divise en
trois branches : la branche ophtalmique, la maxillaire
supérieure et la maxillaire inférieure.

1°. Le *nerf ophtalmique*, après avoir traversé le *foramen
lacerum* de l'orbite, se distribue aux parties voisines de
l'œil.

2°. Le *nerf maxillaire supérieur*, après avoir passé à
travers le *foramen rotundum* du sphenoïde, se prolonge
à la partie postérieure du nez, au voile du palais et aux
parties contiguës. A la partie postérieure, des filamens

de ce nerf accompagnent les branches des artères, entrent dans l'os maxillaire supérieur par les trous qui conduisent aux molaires et à la membrane qui revêt l'antre maxillaire. En même temps le nerf entre dans le canal sous l'orbite, et forme le *suborbitor*. C'est de ce canal qu'il envoie des branches aux bicuspides, aux cuspides et aux incisives; passant ensuite à travers le trou suborbitaire, il se distribue aux joues, sous la paupière, la lèvre supérieure et le côté du nez.

3°. Le nerf maxillaire inférieur passe à travers le *trou oval* de l'os sphénoïde, se distribue aux muscles de la mâchoire inférieure, envoie à la langue une grande branche, qui est le vrai nerf gustatoire, entre ensuite dans le canal maxillaire de la mâchoire inférieure, traverse l'os sous les alvéoles, distribue des filets qui pénètrent les racines, et se ramifient dans les cavités des dents sur la membrane; se rend au trou maxillaire antérieur pour aller se terminer au menton et à la lèvre *.

Il y a dans les os communs une classe de vaisseaux nommés absorbans, de l'existence desquels on ne doute pas : on peut aussi conclure, de certains phénomènes, que les dents n'en sont pas dépourvues.

En effet, pendant la marche de la seconde dentition,

* Planche VIII, figure 5.

les racines des dents temporaires sont absorbées ; les
permanentes elles-mêmes éprouvent souvent des maladies qui leur font perdre une partie considérable des
leurs. On peut soutenir que, dans ces cas, les vaisseaux
absorbans sont contenus dans les alvéoles, et qu'ils
agissent sur la dent comme sur un corps étranger : mais
il est des circonstances où les dents attaquées d'une ulcération perdent une grande quantité de leurs parties internes : or, on ne peut attribuer ce phénomène à des
causes qui soient hors d'elles ; il faut donc croire qu'elles
ont, dans leurs cavités, des vaisseaux absorbans qui leur
sont propres. Indépendamment de ces exemples, les
effets de l'absorption se font remarquer dans les défenses
des éléphans ; on y trouve des balles de fer, des parties
de lames qui sont entrées de force dans les tentatives
faites pour tuer ces animaux. Ces corps étrangers sont
toujours vacillans dans les cavités où ils se trouvent ; ce
qui n'arriverait pas sans le moyen d'une action tendante
à détruire l'os, et qui n'est propre qu'aux vaisseaux
absorbans.

Les dents tiennent à leurs alvéoles par une espèce
d'articulation nommée *gomphose*, et à la cavité alvéolaire
par un fort périoste qui revêt les racines, tapisse l'enveloppe, s'unit à la gencive et au collet, et est aussi vasculaire là que dans les autres parties du corps humain.

Il est donc étonnant que M. Hunter ait considéré les dents comme des corps privés de circulation interne et de tout principe vital, puisque leur organisation, généralement semblable à celle des autres os, n'en diffère qu'en ce que, à la partie qui dépasse les gencives, elles sont recouvertes d'un émail plus épais en certains endroits qu'en d'autres. Il est quelques parties du corps humain où l'on ne peut pas, au moyen de l'injection, démontrer la présence des vaisseaux sanguins, et néanmoins personne n'en doute. Pourquoi donc, puisqu'il est démontré que les os reçoivent continuellement leur nourriture par les vaisseaux sanguins qui les pénètrent, n'en conclurait-on pas que les dents sont alimentées de la même manière, puisqu'elles ont avec eux tant d'analogie, et que d'ailleurs il entre, dans leur composition, une quantité considérable de matière animale ?

Certainement elles reçoivent beaucoup de sang; et sa présence, dans leur constitution, se montre en beaucoup d'opérations.

Voulant un jour poser une nouvelle dent, je coupai la couronne de l'ancienne à la racine de laquelle la carie n'avait pas pénétré, et je vis sortir de la cavité interne du sang qui jaillit à plusieurs reprises des vaisseaux de la membrane. Le sang porte avec lui la nourriture nécessaire aux différentes parties du corps; il n'est envoyé qu'à celles qui ont sans cesse besoin d'une substance nouvelle; pourquoi donc afflue-t-il aux dents, si ce n'est pour leur communiquer des principes nutritifs ? En supposant qu'après leur formation, elles ne dussent plus recevoir de secours des vaisseaux, n'eût-il pas mieux valu, pour leur solidité, qu'elles fussent sans cávité et destituées d'organisation régulière ?

On a toujours vu que dans les personnes avancées en âge, les dents avaient perdu la blancheur dont elles brillaient au temps de leur jeunesse. Ce changement dans leur extérieure est une conséquence de la révolution qui se fait dans leur organisation interne : elle détruit par degré les vaisseaux qui les pénètrent et les prive proportionnellement des principes nutritifs qui leur étaient apportés avec le sang. Alors il se fait dans leur cavité un dépôt de matière osseuse qui l'oblitère et en détruit l'organisation. Dans cet état d'obstruction, elles perdent leur couleur et deviennent jaunes, leur tissu extérieur devient frêle, et leurs parties intérieures prennent les apparences de la corne. Que l'on ébranle une dent, qu'ensuite on la rafermisse dans son alvéole, sa couleur éprouvera une altération considérable. Elle perdra par degré sa blancheur, et prendra une teinte plus sombre, parce que les vaisseaux qui l'alimentaient, ayant été rompus, ne peuvent plus lui fournir ce sang qui entretenait ses qualités primitives. Organisées comme les os communs, les dents sont gouvernées par les mêmes lois, et exposées aux mêmes maladies; comme eux elles sont sujettes aux inflammations, et leurs maladies présentent les mêmes symptômes.

Dans les os, le pouvoir de résister aux effets d'une maladie, est toujours en raison inverse de leur densité. Le principe vital est bien plus faible dans les os cylindriques dont la contexture est serrée, que dans les os plats et spongieux : il n'est donc pas étonnant que les dents qui sont plus denses que tous les autres os, ayent aussi moins de puissance pour résister à une maladie, et que, chez elles, la mortification soit la suite ordinaire de l'inflammation. Elles n'ont pas la faculté de s'exfolier, et il n'était pas nécessaire que la nature les en douât, puisque la perte de l'une d'elles, ne cause aucune altération sensible à notre systême, et que personne ne pourrait supporter la douleur aiguë qui serait la compagne nécessaire de leur lente exfoliation. Mais elles sont, comme les autres os, sujettes à cette espèce d'inflammation que l'on appelle ossifique. Leurs racines dans cette maladie s'étendent et se grossissent, acquièrent de nouvelles parties osseuses, et ont toutes les apparences de l'exostose. Elles sont aussi exposées à l'inflammation et à la suppuration de la membrane qui revêt leur cavité : et, durant les progrès de cette affection, leurs parties extérieures sont détruites par l'absorption, et présentent le symptôme de cette maladie, appelée *spina ventosa*.

CHAPITRE IV.

DE LA MUE DES DENTS.

On appelle *mue* le phénomène qui se passe dans la bouche lorsque les dents temporaires tombent pour faire place aux permanentes. Cette révolution, l'une des plus curieuses opérations de la nature, est pour nous d'une grande importance, puisque la beauté du visage, et souvent la netteté et la facilité de la prononciation, dépendent de la régularité avec laquelle elle se fait.

Les dents commencent à devenir nécessaires pour la mastication des alimens, au moment où l'enfant quitte le sein de sa nourrice. Aussi, dès cette époque, la nature se hâte-t-elle de nous pourvoir d'une série de dents qui se forment dans quelques mois, et ne durent que peu d'années. Leur volume étant proportionné à la grandeur de la bouche d'un enfant, elles seraient trop petites et en trop petit nombre pour celle d'un adulte. La formation de nouvelles dents était donc indispensable, aussi a-t-elle lieu de la manière indiquée dans les chapitres précédens. Ces seconds instrumens de la mastication sont, par leur structure, capables de remplir les fonctions pour lesquelles ils sont destinés et de durer toute la vie. Leur grandeur, leur nombre sont proportionnés à la bouche de l'homme fait *.

C'est pendant le développement des dents permanentes que se manifeste le phénomène vraiment curieux de l'absorption des temporaires. Elle agit sur leurs alvéoles et leurs racines pour faciliter leur chute et donner un passage aux dents qui doivent leur succéder.

Comme je l'ai déjà fait observer, les pulpes des permanentes se trouvant placées derrière les temporaires, n'occupent qu'un espace étroit où elles sont extrêmement pressées. Il faut donc qu'en croissant, elles cherchent à se faire une plus grande place, ce qu'elles ne peuvent obtenir qu'en se portant en avant, c'est-à-

* Ce phénomène se présente chez tous les animaux. Leurs premières dents tombent comme les nôtres, et il leur en vient de nouvelles comme à nous. Mais cette révolution se fait chez quelques-uns avec une singularité remarquable. Chez l'éléphant, les secondes dents, au lieu de se former sous les premières, se forment derrière, dans des alvéoles particulières qui, dans le temps opportun, s'avancent de la partie intérieure à la partie extérieure de la mâchoire. Cette marche a été décrite avec soin par M. Corse, dans un mémoire inséré dans les Transactions Philosophiques. M. Home a observé la même chose relativement à une mâchelière du *sus éthiopien*, et ce savant rend compte de ses observations, dans le même recueil, année 1799.

dire en tendant à passer de la partie intérieure à la
partie extérieure du cercle que forme la mâchoire. De
cette tendance, il résulte une pression très-forte sur la
paroi de la cloison qui les sépare des temporaires; ensuite sur la partie postérieure de ces dents elles-mêmes.
Cette pression agit dans cette circonstance comme dans
tous les cas où elle a lieu; c'est-à-dire qu'elle détermine
l'absorption de toutes les parties pressées. Ainsi la partie antérieure de l'alvéole qui enveloppait la pulpe et la
séparait des temporaires, est d'abord détruite *; ensuite
les secondes dents, étant toujours poussées en avant,
pressent sur les racines des premières, qui diminuent
successivement de volume, jusqu'à ce qu'elles soient
totalement, ou du moins, en grande partie absorbées.
Alors les nouvelles dents se montrent sous les temporaires, et celles-ci tombent dès que les extrémités de
celles-là peuvent être distinctement reconnues au toucher.

On pourrait croire que l'absorption dont il s'agit est
une véritable rupture; mais avec un peu d'attention, on
s'apercevra qu'elle en diffère, même matériellement.
Quoi qu'elle semble dépendre de la pression que les
secondes dents, en se développant, exercent sur les
racines des premières; cela n'est pas absolument vrai : car
elle peut avoir lieu sans cette circonstance. Quelquefois,

---

* Planche II, figures 1, 2, 3, 4.

en effet, il arrive qu'une dent temporaire vacille et tombe avant l'apparition de celle qui doit la remplacer, il arrive même qu'elle ne soit jamais remplacée, ce qui semblerait prouver que l'absorption des dents est une opération de la nature indépendante de la pression. Mais c'est une chose bien singulière que l'absorption de la substance osseuse, dans cette partie de notre corps, à une époque de la vie où nos artères en sont richement chargées, et où la nature se plaît à la répandre avec abondance, pour la formation des autres os.

Cependant il n'est pas très-extraordinaire que l'absorption des racines des dents temporaires n'ait pas lieu; quelques personnes conservent, pendant un grand nombre d'années, deux ou trois et même plus de ces premières dents : ce qui produit dans leur bouche un effet désagréable, parce qu'elles y paraissent beaucoup trop petites à côté et en comparaison des secondes. Mais quand cette persistance de quelques temporaires a lieu, c'est qu'il ne s'en est pas formé de permanentes pour les remplacer. Et cela prouve que, si l'absorption des premières est une conséquence naturelle de notre organisation, elle est aussi puissamment influencée par la pression que les secondes exercent sur leurs racines. Les cas où la disparition des unes et l'apparition des autres n'ont pas lieu, ne sont pas extrêmement rares. J'ai connu une dame qui, à l'âge de vingt ans, avait encore les deux incisives centrales temporaires de la mâchoire inférieure et toutes celles de la mâchoire supérieure, à l'exception d'une, qui avait été remplacée.

Il arrive assez fréquemment qu'à la mâchoire supérieure, les incisives permanentes centrales se forment, et que les latérales ne paraissent jamais. Plusieurs personnes manquent d'une ou de deux bicuspides de la seconde série.

J'ai connu un gentleman, demeurant à Bath, qui n'avait jamais eu d'incisives à la mâchoire inférieure, et, ce qui est remarquable, c'est que deux autres personnes de sa famille étaient dans le même cas. Enfin j'ai vu une dame qui n'avait que quatre permanentes à chaque mâchoire. M. Taunton, chirurgien du dispensaire de la Cité, possède la préparation d'une tête d'enfant, à la mâchoire supérieure duquel il ne s'était formé qu'une incisive *. Ces bizarreries ne sont pas rares chez les hommes, mais elles le sont chez les animaux. J'ai vu cependant un cheval de huit à neuf ans qui avait conservé une incisive de lait.

L'absorption des racines de nos premières dents a donné lieu de croire que la nature ne leur en avait point accordé. Cette opinion populaire est erronée, quoique

---

* Planche X, figure 6.

d'anciens anatomistes l'aient consignée dans leurs écrits. C'est une erreur aussi d'avoir pensé que ces dents étaient poussées hors des gencives dans une direction verticale par les permanentes. Il suffit d'observer la position relative des deux séries, pour voir que cela ne peut avoir lieu.

Les permanentes se développant dans des cavités plus grandes qu'elles, ne peuvent exercer de pression sur les temporaires, qui sont fortement fixées dans leurs alvéoles, qu'autant que leur accroissement graduel le leur permet, c'est pourquoi si l'absorption de celles-ci est retardée, ou si la formation de celles-là est trop rapide, on voit les dents qui succèdent aux anciennes prendre une direction oblique à leur sortie des gencives, et former un second rang près des temporaires, qui restent en place ; ce qui ne leur arriverait pas si elles étaient poussées dehors. On les verrait, au contraire, jetées hors de la ligne des autres par les permanentes, et c'est ce qu'on n'observe jamais.

La chute des dents temporaires ne commence pas à la même époque chez tous les enfans. Ordinairement ces dents deviennent vacillantes, vers la cinquième, la sixième ou la septième année.

Les permanentes qui paraissent les premières, sont

ordinairement les molaires antérieures qui précédent les incisives, parce qu'elles commencent à se former un peu plus tôt. L'apparition de l'une ou de l'autre de ces molaires, annonce toujours le commencement prochain de la mue. Dès qu'elles ont paru toutes deux, les incisives centrales de la mâchoire inférieure s'ébranlent, et comme elles ne tiennent plus que faiblement à la gencive, elles tombent aisément. L'une des permanentes qui doivent leur succéder, ne tarde pas à se montrer, et la seconde paraît bientôt après; au bout de deux ou trois mois les incisives centrales de la mâchoire supérieure s'ébranlent, tombent et sont remplacées. Trois ou quatre mois après, les incisives latérales de la mâchoire inférieure éprouvent la même révolution; ce sont ensuite celles de la mâchoire supérieure. C'est dix ou douze mois au plus après que les molaires commencent à s'ébranler : elles tombent généralement avant les cuspides, dont les racines profondes ne peuvent être absorbées en aussi peu de temps. Les premières molaires sont remplacées par les premières bicuspides : c'est vers le temps où celles-ci paraissent, que les secondes molaires et les cuspides temporaires s'ébranlent, tombent et sont remplacées, les unes par les secondes bicuspides, les autres par les cuspides permanentes.

La mue qui commence à six ou sept ans, dure environ cinq à six ans. Alors toutes les dents temporaires ont disparu, et les permanentes ont pris leurs places. Mais il manque encore à cette seconde série, les troisièmes molaires, ou les dents de sagesse, qui se montrent pour l'ordinaire, entre la dix-huitième ou la vingtième année; et qui ne paraissent quelquefois pas avant la vingt-septième ou la trentième. J'ai même été consulté par un gentleman de cinquante ans auquel la sortie de ces dents causait de grandes douleurs.

CHAPITRE V.

DE L'IRRÉGULARITÉ DES DENTS.

La mue des dents est quelque fois accompagnée de circonstances qui empêchent les permanentes de se placer dans leur ordre naturel, et occasionnent une grande irrégularité dans leur arrangement. La plus fréquente de ces circonstances, est celle où l'absorption des temporaires, ne s'opère pas simultanément avec le développement de celles qui viennent leur succéder; il est très-rare que les racines des premières soient assez promptement absorbées, pour que l'enfant puisse, sans efforts, en extraire les couronnes, avant que les secondes soient prêtes à percer, ce qui oblige celles - ci à prendre une direction oblique et inclinée qui ne leur est pas convenable. Souvent l'absorption des temporaires commence à peine à s'effectuer lors de l'apparition des premières permanentes; et souvent elle n'est pas commencée à la dent qui doit tomber pour faire place à celle qui pousse.

Mais l'irrégularité des permanentes est souvent causée par la résistance que leur opposent les voisines de celles

7

qu'elles viennent remplacer , résistance qui a toujours lieu lorsque les temporaires sont petites et serrées. Les incisives de la seconde série , qui sont toujours plus grandes que celles de la première , ne trouvent pas assez d'espace pour se placer régulièrement. Pressées par les plus proches de celles qui sont tombées , elles sont écartées de leur direction naturelle , et forcées d'en prendre une oblique.

D'un autre côté , comme les permanentes sont en général plus grandes que les temporaires , l'espace que celles-ci occupaient est trop étroit pour elles. Les mâchoires n'ont pas encore acquis assez d'étendue pour leur permettre de s'y développer régulièrement : elles y prennent un arrangement bizarre qui donne souvent à la bouche un aspect extrêmement difforme. Les incisives et les cuspides des adultes , toujours plus volumineuses que celles des enfans, ne trouvant point assez de place , prennent une position qui ne leur est pas propre. Les incisives centrales dépassent les latérales , qui présentent leurs côtés en avant, ou se sont retirées en arrière de leurs voisines de droite et de gauche. Les cuspides se projettent en avant, et font saillir la lèvre d'une manière désagréable , et les bicuspides se placent fort irrégulièrement.

Il convient de faire ici quelques observations sur la manière dont se développent les os maxillaires, en prenant pour exemple la mâchoire inférieure. C'est le moyen de bien faire sentir la différence qui existe entre les dents permanentes et les temporaires.

Après la formation des premières dents, la mâchoire prend peu de développement dans les parties qu'elles occupent. Cette règle est générale, et chez les enfans, qui y font exception, les temporaires s'écartent l'une de l'autre; dans ce cas la mue s'effectue régulièrement sans le secours de l'art.

On remarque une différence frappante entre la mâchoire d'un enfant et celle d'un adulte. L'une forme, pour ainsi dire, un demi-cercle, l'autre s'alonge en demi-élipse. Cela prouve évidemment que les parties de la mâchoire qui reçoivent le plus de développement, sont comprises entre les secondes molaires de la première série et la coronoïde. Ces parties sont celles qui sont destinées à recevoir les molaires permanentes.

De ce prolongement éliptique de la mâchoire, il résulte un grand changement dans la forme de la face. Chez les enfans elle est ronde ; leurs joues sont potelées, leur menton est plat. Chez les adultes, la face a pris plus de saillie, les joues se sont aplaties, et le menton s'est alongé.

Les incisives et les cuspides temporaires sont beaucoup plus petites que les permanentes de la même espéce,
tandis qu'au contraire, les molaires de la première série
sont plus grandes que les bicuspides qui leur succèdent.
Voilà pourquoi les incisives et les cuspides permanentes
sont souvent irrégulières, à moins qu'elles ne puissent,
en conséquence de l'extrême petitesse des bicuspides, se
développer dans une partie de l'espace qu'occupaient les
molaires. L'examen des changemens et des particularités
qui surviennent aux mâchoires, aux différentes époques
de la vie, rendra cette circonstance de la formation et
de l'arrangement des dents plus intelligible.

Chez les enfans, les mâchoires croissent dans toutes
leurs parties, jusqu'à l'âge de douze mois environ, et elles
s'approchent de la forme d'un demi - cercle, à mesure
que les dents se développent. Mais vers la troisième année, lorsque toutes les dents temporaires ont paru, elles
commencent à perdre de leur rondeur, et à s'alonger un
peu. Cette extension a lieu entre les dernières molaires
et l'apophyse coronoïde, et déjà, dans cette partie, on
trouve que la formation des premières molaires permanentes, est très-avancée. Vers la septième ou huitième
année, la mâchoire est plus étendue, la première molaire
est sortie, et la seconde avance dans sa formation. A onze
ou douze ans, la mâchoire est beaucoup plus alongée,
la seconde molaire est sur le point de percer la gencive,

et la troisième commence à se former. C'est dans la dix-huitième ou la vingtième année, lorsque la mâchoire a toute l'étendue qu'elle doit avoir, que cette troisième molaire commence à paraître. Alors, par leur arrange-ment, les dents forment une partie d'élipse.

L'agrandissement des mâchoires se borne aux parties situées derrière les temporaires, où les molaires permanentes sont placées ; quant à la partie antérieure, elle s'adapte d'elle-même aux dents permanentes qui lui sont destinées, augmente à peine en étendue, et n'éprouve guère d'autre changement qu'une altération de formes.

C'est par cette comparaison des mâchoires, que l'on connaîtra la cause de l'irrégularité fréquente des incisives et des cuspides. A l'époque de la mue des dents, les premières molaires permanentes percent derrière les molaires temporaires ; de manière qu'il ne reste aucun surcroît d'espace aux dents du devant de la bouche. Ce-pendant les incisives permanentes occupent la place des incisives temporaires et de plus la moitié de celle des cuspides. Mais il arrive ordinairement que les bicuspides se montrent avant les cuspides. C'est pourquoi si, les pre-mières molaires temporaires ont mué, il y a de l'espace pour le développement des dents de devant : parce que les bicuspides qui succèdent aux molaires sont plus petites qu'elles. Cet espace s'agrandit encore, quand les secondes molaires ont tombé, attendu que les bicuspides reculent contre les premières molaires permanentes, et laissent aux cuspides la place suffisante à leur développement. C'est donc seulement parce que les bicuspides des adultes sont plus petites que les molaires de l'enfant, qu'elles remplacent, que les incisives et les cuspides permanentes, plus grandes que les temporaires, peuvent se placer dans la mâchoire.

Ce changement des petites dents contre des grandes, et des grandes contre des petites, fait sentir qu'il est souvent nécessaire d'aider la nature, dans l'opération de la mue, et qu'il est à propos d'ôter les dents temporaires avant l'apparition des permanentes. Si l'on fait cette extraction à propos, la seconde série se formera dans l'ordre qui lui est assigné, et l'on préviendra les difformités qui naissent de son irrégularité.

Durant la marche de la seconde dentition, l'occasion d'atteindre le but désirable se présente souvent d'elle-même. Pour la saisir à propos, il faut seulement bien connaître le temps où telle ou telle dent doit être extraite. Il y a souvent plus de danger à hâter ce moment qu'à le différer un peu, parce qu'une nouvelle dent à laquelle on procure un grand espace, avant qu'elle en ait besoin, prend quelquefois une mauvaise direction, plus difficile à changer que ne le serait une légère irrégularité, pro-

duite par un obstacle que l'on n'aurait pas fait promptement disparaître. Une extraction imprudente peut
causer un mal irréparable, surtout lorsque l'on extrait
une jeune dent permanente, au lieu de la temporaire
qui l'obstruait, ce qui malheureusement est arrivé
plusieurs fois.

CHAPITRE VI.

DES MOYENS PROPRES A PRÉVENIR L'IRRÉGULARITÉ
DES DENTS.

L'AVANTAGE qui résulte de l'extraction des dents, tient surtout à ce qu'elle soit faite précisément à cette époque où la nature est tardive à effectuer l'absorption des racines des dents temporaires. Pour ne point être exposé à opérer mal-à-propos, il faut connaître parfaitement la marche de la seconde dentition , et observer exactement l'aspect des gencives, qui se tuméfient quand une dent est sur le point de les percer.

Pour aider les dents permanentes à se ranger dans l'ordre qui leur convient, il ne suffit pas d'extraire celle qui obstrue quand on voit pousser la nouvelle irrégulièrement ; car il faut toujours un temps considérable à celle-ci pour reprendre sa place et sa direction naturelle, et souvent même on ne change rien à son irrégularité ; on doit donc examiner, de temps à autre, la bouche de l'enfant, pour pouvoir faire cette extraction au temps opportun.

La mue des dents commence ordinairement vers l'âge de sept ans, quelquefois plus tard, quelquefois plus tôt. Mais c'est toujours à cet âge qu'il convient d'examiner souvent la bouche d'un enfant; car, soit que la première molaire permanente se montre, soit que les incisives centrales de la mâchoire inférieure, ou seulement l'une d'elles vacillent, c'est une preuve que la mue va s'effectuer.

L'absorption des racines des temporaires s'opère quelquefois si lentement, que ces dents ne s'ébranlent qu'après que les nouvelles ont percé les gencives derrière elles; dans ce cas, si les molaires permanentes ont paru depuis quelque temps, et s'il y a engorgement des gencives derrière les incisives inférieures permanentes, il faut extraire les deux incisives centrales temporaires qui leur correspondent, quand même elles ne seraient pas vacillantes.

Lorsque l'absorption des racines de ces incisives a été prompte, ce qui arrive souvent, ces dents vacillent, et l'enfant peut aisément les ôter lui-même un peu avant l'apparition des nouvelles. Mais souvent aussi, quoi qu'elles soient vacillantes, elles ne tombent pas d'elles-mêmes avant que les permanentes viennent à percer, alors il est utile d'en faire l'extraction, pour donner à celles qui doivent leur succéder, la facilité de prendre

la place qui leur est propre. Si, comme on pourra
bientôt le reconnaître, les dents nouvelles n'ont point
assez d'espace pour se développer, il faudra extraire
les deux incisives latérales temporaires.

Ce n'est que deux ou trois mois après, et quelquefois
plus tard, qu'il est nécessaire de porter son attention du
côté des incisives centrales de la mâchoire supérieure.
Si à cette époque on les trouve vacillantes, il conviendra
de les extraire ; si elles sont encore fermes, et s'il y a
engorgement aux gencives, il conviendra d'avoir encore
recours à cette opération ; car si on les laissait en place,
les permanentes, qui sont prêtes à paraître, prendraient
une direction irrégulière, choquante et difficile à corriger. Il conviendra aussi d'extraire les incisives latérales,
pour procurer aux permanentes centrales l'espace dont
elles ont besoin pour se développer. Mais on ne fera
cette opération que lorsque celles-ci auront percé les
gencives.

On portera ensuite son attention sur la mâchoire inférieure, ou les incisives latérales doivent paraître au
bout de trois ou de six mois. Si l'on s'aperçoit de quelque
engorgement à la partie des gencives qu'elles doivent
percer, on extraira les cuspides temporaires. Trois mois
après, au plus, on examinera la mâchoire supérieure ;
et si l'on s'aperçoit que les incisives latérales perma-

nentes donnent des signes d'une prochaine apparition,
on extraira aussi les cuspides temporaires.

Après cela les mâchoires n'exigent souvent aucun soin
ultérieur pendant l'espace d'un an, que les incisives
mettent à se développer entièrement. Les cuspides et les
bicuspides sont, après ce temps, sur le point de percer;
alors il faudra veiller d'abord à ce que les premières ne
prennent pas une mauvaise direction. On examinera donc
les gencives; et si elles offrent quelques prééminences, on
extraira les premières molaires temporaires : celles - ci
s'ébranlent souvent avant l'apparition des cuspides, qui
suit de près leurs extractions. Quelques circonstances
doivent avoir une grande influence sur la manière de traiter
ces dernières dents. Si, lorsque l'une ou l'autre des cuspides est près de paraître, on s'aperçoit qu'il n'y ait qu'un
petit espace entre l'incisive latérale et la première bicuspide, déjà dans sa place, on aura soin d'arracher la
seconde molaire temporaire : cette bicuspide alors se portera en arrière, et laissera à la cuspide un espace suffisant.

Après cette dernière opération, il n'existe plus aucun
obstacle à l'achèvement de la seconde dentition. Les secondes bicuspides croissent naturellement dans la place
qui leur est propre, et les molaires, qui ne rencontrent
plus d'opposition, viennent successivement occuper le
poste qui leur est assigné.

La mue des dents dure ordinairement quatre ou cinq ans, et quelquefois plus de six. Chez quelques enfans elle s'opère promptement, et chez d'autres lentement. J'en ai vu deux dans la même famille, l'un de sept ans, l'autre de onze; et chez le premier la seconde dentition était plus avancée que chez le second.

CHAPITRE VII.

MOYENS PROPRES A REMÉDIER A L'IRRÉGULARITÉ DES DENTS.

ON néglige souvent lés moyens indiqués dans le dernier chapitre, pour prévenir l'irrégularité des dents à l'époque de la seconde dentition. Ce n'est qu'après l'entier accroissement des dents irrégulières, que les parens, s'apercevant de la difformité qui en résulte, voyent les funestes suites de leur insouciance, et recourent aux conseils d'un homme de l'art.

Pour prévenir toute irrégularité, avant la mue, il suffit, comme on l'a vu, d'extraire les dents temporaires qui forment obstacle à la direction naturelle des permanentes, et d'exercer sur la dent irrégulière une pression propre à la diriger dans la direction qui lui convient.

Je vais décrire maintenant toutes les sortes d'irrégularités, et, pour éviter la confusion, je parlerai de chaque mâchoire séparément.

A la mâchoire inférieure, quand les incisives centrales

permanentes paraissent avant l'absorption des temporaires, elles croissent immédiatement derrière celles-ci,
et se dirigent vers la langue. Le seul moyen de leur procurer une place suffisante, c'est d'extraire ces quatre incisives temporaires, dont elles couvrent ordinairement
toute la surface interne. Elles se porteront alors en avant
par degrés : c'est en quoi elles seront aidées par la pression de la langue, et pourront l'être encore par les doigts
de la mère ou de la nourrice*. Quand, au contraire, les
incisives centrales temporaires s'ébranlent et tombent
avant l'apparition des permanentes, celles-ci trouvent
rarement assez d'espace. En poussant, elles sont contraintes à tourner leurs côtés en avant, ou bien à se
placer l'une devant l'autre. Dans l'un et l'autre cas, il
est à propos d'extraire les incisives latérales, ainsi que
les cuspides temporaires **.

Quand les incisives centrales permanentes ont pris
tout leur accroissement, elles remplissent ordinairement
les deux tiers de l'espace qu'occupaient les quatre incisives temporaires ; et quand les latérales paraissent, elles
sont forcées de se placer en partie sur les centrales permanentes, en partie sur les cuspides temporaires, et, en

* Planche XI, figure 1.

** Planche XI, figure 2.

croissant, elles tournent un de leurs angles en dedans, et l'autre en dehors. Dans l'un et l'autre cas, pour leur faire de la place, il faut extraire les cuspides temporaires *.

Les quatre incisives permanentes occupent presque toute la place des incisives et des cuspides temporaires. Les cuspides permanentes sont des dents d'un volume considérable ; et lorsqu'elles n'ont pas assez de place, elles sont sujettes à de grandes irrégularités. Quelquefois elles poussent en dedans et plus communément elles percent les gencives au dehors, et se jettent hors de la ligne circulaire des incisives et des molaires temporaires. C'est le cas où il convient d'ôter les premières molaires qui leur font obstacle **.

Il est rare que les bicuspides de la mâchoire inférieure soient irrégulières, parce que les molaires temporaires, qu'elles remplacent, sont presque toujours tombées avant leur apparition. Dans le cas contraire, elles percent toujours les gencives en dedans, et se dirigent vers la langue. Il faut donc, pour qu'elles puissent se placer dans leur situation naturelle, extraire les molaires temporaires ***.

* Planche XI, figures 3, 4.

** Planche XI, figure 5.

*** Planche XI, figure 6.

A la mâchoire supérieure, les incisives centrales permanentes percent quelquefois les gencives en dedans ; dans cette occurrence, il faut extraire les quatre incisives temporaires, et diriger, en les pressant souvent avec le pouce, les dents nouvelles en avant : c'est le moyen de prévenir une irrégularité qu'il serait très-difficile de corriger. Les incisives centrales temporaires ne laissent pas, après leur chute, assez d'espace pour les permanentes qui, se trouvant pressées et resserrées, ne prennent pas à leur sommet une courbure régulière, se placent obliquement, et quelquefois l'une sur l'autre : c'est alors qu'il faut extraire les incisives latérales temporaires *.

Les incisives permanentes centrales sont très-grandes, et elles occupent la plus grande partie de la place des quatre incisives temporaires : en sorte qu'il n'en reste presque plus pour les latérales : celles-ci se placent de travers, ou sont contraintes de se jeter en dedans par les centrales permanentes et par les cuspides temporaires. Dans l'un et l'autre cas, il faut enlever ces dernières, et cette opération est d'autant plus urgente, que si on la négligeait, il en résulterait une irrégularité à laquelle il serait difficile de remédier **.

* Planche **XI**, figure 7. .

** Planche **XI**, figures 8, 9.

En général le défaut de place pour les incisives latérales et pour les cuspides, est la cause d'une grande
difformité qui, négligée, devient sans remède.

Quand les cuspides permanentes commencent à se
montrer, elles se projettent ordinairement en avant, ce
qui, non-seulement défigure la bouche, mais est même
fort dangereux ; car j'ai vu, dans ce cas, la lèvre supérieure fendue par un coup léger. Toutefois donc que les
cuspides se présentent de cette manière , il faut, sans
balancer, extraire les molaires temporaires *.

Quand les bicuspides paraissent avant que les molaires
temporaires ayent été extraites, elles percent les gencives
au-dessus de ces dernières; et on peut les voir en écar-
tant la joue et la lèvre supérieure. L'extraction immédiate des molaires temporaires est le seul moyen de leur
donner la faculté de reprendre leur véritable situation **.

Dans la plupart des irrégularités de la mâchoire inférieure, après l'extraction de la dent obstruante, il est
nécessaire d'exercer fréquemment une légère pression
avec le doigt sur la dent irrégulière, pour la diriger
vers la place qu'elle doit occuper. Cette pression aidera

* Planche XI, figure 10.

** Planche XI, figure 11.

la tendance naturelle qu'ont les dents à former une courbe régulière, et à prendre tout l'espace possible. Mais, à la mâchoire supérieure, si on a laissé subsister l'irrégularité quelque temps, il faut, pour la corriger, recourir à d'autres moyens.

Si elle venait de la trop grande largeur des dents pour l'espace qui leur est destiné, alors il conviendrait d'extraire une ou même plusieurs des permanentes.

Quand les incisives sont régulières, si les bicuspides ont paru avant les cuspides, il reste trop peu de place pour celles-ci, qui sont contraintes à se jeter en avant *. Dans ce cas, il est d'usage de leur laisser prendre un certain accroissement et de les extraire ensuite. Certainement, si cette opération fait cesser la difformité qui naît de la prééminence que faisaient les cuspides, elle détruit la symétrie de la bouche, et la prive de deux dents très-importantes. Car les cuspides sont très-fortes; elles forment l'appui de la partie antérieure de la bouche, et servent à fixer les dents artificielles chez les personnes qui ont perdu leurs incisives. D'après ces considérations, on doit les conserver, et extraire de préférence les premières bicuspides de chaque côté. Les cuspides rentreront alors dans le cercle, et s'il reste un espace vide, il se

* Planche XI, figure 12.

trouvera en arrière, et on n'apercevra aucune difformité. On doit agir de même, soit que ces cas se présentent à la mâchoire supérieure, soit qu'ils se présentent à la mâchoire inférieure.

Souvent la carie attaque les molaires permanentes dès qu'elles ont paru; quand cela arrive lorsque d'autres dents sont hors de leur propre place, l'extraction de ces molaires peut produire de grands avantages : elle permet aux bicuspides de se jeter en arrière, et de donner aux cuspides la possibilité de prendre une position régulière. D'ailleurs, on doit toujours extraire ces dents cariées, quand bien même il n'y aurait aucune irrégularité au-devant de la bouche ; et quand il résulterait quelque douleur de cette opération, on doit la faire, car il ne faut jamais laisser, dans la bouche des enfans, des dents gâtées et corrompues. Si l'extraction des premières molaires est faite avant l'apparition des secondes, peu de temps après on ne s'apercevra plus de leur absence; les bicuspides se jetteront en arrière; les secondes et troisièmes molaires se jetteront en avant, de sorte qu'il ne restera plus de place vide.

Les dents du devant de la bouche tireront elles-mêmes un grand avantage de ce nouvel arrangement. Elles gagneront de l'espace, s'écarteront un peu l'une de l'autre, et, par-là, se conserveront saines plus long-temps ; car on à observé que les dents trop serrées étaient sujettes à se carier promptement.

Quelquefois la mâchoire supérieure n'a pas d'un côté à l'autre une étendue suffisante pour toutes ses dents. Celles de devant sont, dans ce cas, obligées de se projeter en avant, de passer de beaucoup celles de la mâchoire inférieure, et de pousser la lèvre supérieure en avant. Dans ce cas, si l'on extrait de chaque côté la première bicuspide, les autres dents pourront former une courbe plus régulière.

Quand les incisives permanentes de cette mâchoire ont percé les gencives derrière les temporaires, et qu'on les laisse croître long-temps dans cette position, elles continuent à rester en arrière, et sont dépassées par celles de la mâchoire inférieure, ce qui est à la fois une irrégularité choquante, et une grande difformité. Il y a quatre irrégularités de cette espèce. La première a lieu, lorsqu'une des incisives centrales supérieures est rentrée et débordée par celle de dessous, et que l'autre incisive centrale, convenablement placée, déborde, au contraire, l'incisive inférieure *. La seconde, quand deux incisives centrales supérieures sont rentrées et débordées par les inférieures, tandis que les latérales débordent celles de

---

* Planche XII, figure 1.

dessous *. La troisième, lorsque les incisives centrales sont très-bien placées, et que les latérales, jetées en dedans, sont débordées par celles de la mâchoire inférieure, et fort en arrière d'elles **. La quatrième enfin lorsque toutes les incisives supérieures sont rentrées et débordées par les inférieures ***. Cette dernière irrégularité est souvent causée par le trop de longueur de la mâchoire inférieure, qui s'avance au-delà de la supérieure. Mais presque toutes sont le fruit de la négligence; et on peut les corriger par des soins donnés promptement et à propos.

Le temps convenable pour produire toute espèce de changement avantageux dans la position des dents, est avant la troisième et la quatrième année; car après cette époque, les alvéoles ont un grand degré de force, et les dents y sont fixées de manière à ce qu'on ne puisse leur imprimer aucun mouvement, sans de grandes difficultés. Si on laisse donc subsister l'irrégularité plus long-temps, on aura beaucoup de peine, et souvent il sera impossible d'y porter remède. Il y a deux moyens pour corriger les irrégularités dont je viens de parler.

* Planche XII, figure 2.

** Planche XII, figure 3.

*** Planche XII, figure 4.

Le premier consiste dans l'emploi d'une force qui agisse continuellement sur la dent irrégulière, et la pousse en avant; l'autre consiste à détruire l'obstacle qu'opposent les dents inférieures aux supérieures qu'elles dépassent.

On obtient cette force constante par l'application d'un instrument adapté à l'arche de la bouche, qui, attaché de chaque côté à quelque forte dent, fournira, sur le devant, un point d'appui fixe, auquel on aura soin de joindre une ligature qu'on attachera à la dent irrégulière : on resserrera souvent cette ligature, et l'on obtiendra ainsi une pression constante qui obligera la dent à se porter en avant. Pour faire cesser les résistances que peuvent opposer les dents inférieures, on placera entre les deux mâchoires quelque substance qui les empêchera de se joindre, et, par ce moyen, la dent irrégulière n'éprouvera aucun obstacle pour se porter en avant.

Cet instrument doit être d'or ou d'argent, et construit de manière à ce qu'on ne puisse pas le ployer avec facilité. Il sera assez fort, s'il est d'un seizième de pouce en largeur, et d'une épaisseur proportionnée. Cette lame d'or doit avoir la forme de la bouche, et être assez longue pour atteindre aux molaires temporaires auxquelles on l'attachera. Elle sera percée dans les endroits où il faudra des ligatures qui seront placées aux parties correspondantes aux dents désignées, pour servir de point fixe, et à celles dont on voudra corriger l'irrégularité. On attachera à la lame deux morceaux carrés d'ivoire, au moyen d'une petite plaque d'or qui y sera fixée par deux rivets. Ces morceaux d'ivoire passeront sous les surfaces broyantes des dents supérieures, empêcheront les deux mâchoires de se joindre, et feront ainsi cesser l'obstacle que les dents inférieures pourraient opposer aux supérieures que l'on veut porter en avant *. Attaché par une forte ligature en soie aux dents de côté, cet instrument restera en place autant de temps qu'on le jugera nécessaire. On fixera autour de la dent irrégulière, une ligature qui passera par les trous de la lame et on la nouera fortement : au bout de deux ou trois jours on l'ôtera, et l'on en placera une autre, et on la changera de manière à obtenir une pression égale, à mesure que la dent se portera en avant, jusqu'à ce qu'elle ait pris la place qui lui convient **. On suivra le même mode de traitement pour une, deux ou trois dents présentant la même irrégularité. Il faut ordinairement un mois ou six semaines pour obtenir un succès complet de cette opération. Quand on s'apercevra que les dents supérieures débordent les inférieures, on ôtera les morceaux d'ivoire, et on laissera la lame, jusqu'à ce que celles-là soient assez bien affermies dans leur place, pour ne plus reculer.

* Planche XII, figures 5.

** Planche XII, figures 6, 7.

Si l'on avait laissé subsister cette irrégularité trop long-
temps, tout remède serait inutile ou insuffisant, et l'on
ne doit attendre aucun succès du moyen dont je viens de
parler. Chez les adultes, on doit se borner à extraire les
dents les plus irrégulières, pour diminuer autant que
possible la difformité qui en est le résultat.

CHAPITRE VIII.

DES DENTS SURNUMÉRAIRES.

Il nous vient assez souvent plus de dents que nous ne devons en avoir naturellement : et c'est toujours une grande irrégularité. Ces dents surnuméraires croissent ordinairement à la mâchoire supérieure et dans le voisinage des incisives. On en rencontre rarement à la partie postérieure de la bouche, et quand il s'y en trouve, c'est d'un côté ou de l'autre des dents de sagesse, auxquelles elles ressemblent, quoique plus petites

Elles diffèrent beaucoup, par leur forme, des autres classes de dents ; communément elles sont petites, rondes, et ressemblent au bout d'une plume *. D'autres fois elles ont la figure et la grandeur d'une bicuspide de la mâchoire inférieure **.

Ces dents produisent toujours une grande difformité. Ordinairement il n'en paraît qu'une, qui se place entre les incisives centrales, en avant desquelles elle se projette, ou qu'elle dépasse, ou bien elle est entre une

* Planche XIII, figure 2.

** Planche XIII, figure 2.

10

centrale et une latérale, en dehors ou en dedans de la bouche *. Si quelquefois il en paraît deux, la partie antérieure de la bouche est tellement encombrée, que les incisives et les cuspides se placent sur deux rangs. J'ai vu trois exemples remarquables de cette difformité. Dans le premier, les deux surnuméraires avaient une forme conique; elles étaient placées ensemble derrière les incisives centrales, qu'elles avaient poussées en avant. Les incisives latérales croissaient, avec elles, derrière les centrales et les cuspides, où elles formaient ainsi un second rang. Cette difformité était si remarquable, que la bouche ne pouvait s'ouvrir pour parler, sans l'offrir aux regards **. Dans les deux autres cas, les dents surnuméraires ressemblaient aux bicuspides inférieures, elles avaient de larges couronnes, étaient déprimées à leurs bases, et avaient poussé les autres dents dans des situations si contraires à la nature, qu'elles paraissaient former une double rangée ***.

Il faut toujours extraire ces dents surnuméraires dès qu'on les aperçoit; et si elles ont forcé d'autres dents à s'écarter de leur direction naturelle, on employera la ligature pour les y remener.

* Planche XIII, figure 4.

** Planche XIII, figure 5.

*** Planche XIII, figure 7.

CHAPITRE IX.

DE LA CARIE DES DENTS TEMPORAIRES.

LES dents temporaires sont sujettes à la carie, qui cause généralement de très-grandes douleurs. Cette indisposition se manifeste quelquefois de fort bonne heure ; deux ou trois fois j'ai vu toutes les dents attaquées chez des enfans de trois ans à-peu-près. Ces petits êtres sont cruellement affectés de cette maladie. La douleur les empêche de dormir et de manger, et leur constitution en est généralement affaiblie. L'extraction des dents gâtées est donc une opération indispensable dans ces sortes de cas.

Quelquefois il se forme des abcès considérables dans le voisinage des alvéoles et des gencives de ces dents, et il en résulte un mal affreux. J'ai vu des gencives prendre un aspect fongueux, et rendre une grande quantité de matière fétide. Quelquefois le mal prend une telle intensité, qu'il occasionne l'exfoliation des os d'une partie de la mâchoire, que les alvéoles qui contiennent les dents permanentes en sont attaquées, et que celles-ci tombent avec les temporaires. La mort est souvent la suite de cette maladie *.

Dans ces sortes de cas, l'extraction des dents cariées est indispensable : c'est le seul moyen de soustraire l'enfant à la douleur qu'elles lui causeraient, de mettre sa santé à l'abri des torts qu'elles lui feraient, et d'empêcher qu'elles ne nuisent à la formation des dents permanentes, ce qui n'arrive que trop souvent.

* Planche XIII, figure 12.

CHAPITRE X.

LE temps de la dentition, chez les enfans, est considéré généralement comme une des époques les plus critiques de la vie. La constitution animale est alors si délicate, que la moindre indisposition locale se répand et se fait ressentir subitement dans tout le systême. De-là l'irritation générale occasionnée par le passage des dents à travers les gencives, qui est accompagnée des symptômes les plus alarmans dans toutes les parties du corps, que l'on ne parvient à calmer qu'avec beaucoup de soin et de peine, et qui souvent est suivie de la mort.

On n'a que des idées confuses de la manière dont les dents percent les gencives. L'opinion la plus accréditée, est qu'elles se font jour uniquement par la pression mécanique qu'elles exercent à mesure qu'elles avancent dans leur croissance; c'est de-là qu'est venue l'expression commune de *percement des dents :* et l'idée que la douleur qui accompagne la dentition, est due au déchirement de la membrane et de la gencive dont les dents sont recouvertes.

Mais si, à cette époque, on examine l'état des unes et des autres, on s'apercevra que cette opinion est erronée. En effet, pendant sa formation, chaque dent est contenue dans son alvéole, et ne peut exercer une pression capable de déchirer une partie aussi ferme que la gencive, qui, douée d'ailleurs d'un certain degré d'élasticité, s'alonge en raison de son accroissement, et continue à la couvrir.

Le passage est ouvert aux dents par les moyens de l'ulcération : c'est par l'interposition d'une substance étrangère sur une partie saine, ou par le gonflement de quelques autres parties malades du corps, qu'il se fait absorption dans l'endroit exposé à la pression.

Ce phénomène est remarquable dans le cas de l'anévrisme, où la pression d'une simple tumeur molle détruit la substance des os la plus compacte, par les progrès de l'absorption, et sans qu'il y ait sécrétion de pus.

Quand les dents sont assez avancées dans leur formation pour dépasser leurs alvéoles, elles pressent sur les membranes qui les renferment; celles-ci s'absorbent, et la pression s'exerce sur les gencives, qui sont absorbées à leur tour : c'est alors que les dents paraissent. Si l'absorption de l'une et de l'autre de ces parties s'est opérée de bonne heure, l'enfant n'éprouve aucune incommodité pendant les progrès de la dentition. L'apparition de la dent n'est accompagnée d'aucun signe de douleur, et la mère ou la nourrice l'aperçoit avec une agréable surprise. Mais si, au contraire, l'accroissement de la dent a été plus rapide que l'absorption de la gencive, la dentition est accompagnée de grandes douleurs et d'un dérangement de tout le système. A cette première époque de la vie, la constitution, comme je l'ai déjà dit, est si délicate, l'irritabilité est si grande, que la moindre irritation locale devient universelle par l'effet de la sympathie; si l'apparition des dents de sagesse est accompagnée de douleurs fort vives chez les adultes, il n'est pas étonnant que celles des premières dents le soient de symptômes affligeans, et d'une irritation générale qui est souvent suivie de la mort.

Quand une dent croît rapidement, et que l'absorption des parties qui la couvrent se fait avec lenteur, elle se trouve, pour ainsi dire, emprisonnée : il y a distension de la membrane, et pression sur la pulpe, les nerfs et les vaisseaux au fond de l'alvéole. La dent continue à croître, la pression devient plus forte : de-là l'inflammation et les symptômes d'irritation générale.

Peu d'enfans produisent toutes leurs dents sans douleur. Chez un assez grand nombre, les symptômes d'irritation ne sont que locaux ; chez d'autres ils prennent une extension alarmante qui se termine souvent d'une manière funeste.

Dans les premiers cas, les gencives sont fort sensibles et plus rouges qu'à l'ordinaire. L'enfant ne peut dormir, et il est de fort mauvaise humeur. Ces symptômes durent peu quelquefois, et cessent dès que les dents paraissent. La nature semble s'être proposée le soulagement des enfans, en augmentant alors la sécrétion de la salive, qui, coulant avec abondance, diminue l'action des vaisseaux. Une diarrhée légère vient souvent aussi à leur secours, en diminuant l'irritabilité. Ces petits êtres portent avec eux un remède contre l'irritation des gencives : ce sont leurs doigts, qui, lorsqu'ils les appuyent dessus, en accélèrent l'absorption, et conséquemment rendent plus facile et plus prompt le passage de la dent. Une croûte de pain molle est aussi très-favorable dans cette circonstance. On leur donne souvent un morceau de corail, que l'on employe comme accessoire dans leur toilette ; ils le portent à la bouche et en pressent leurs gencives. Mais cette substance est très-nuisible. En général, ils ne doivent avoir en leur possession aucun corps dur pendant la dentition. La pression qu'ils exerceraient sur les gencives avec ce corail, en augmenterait l'irritation, et l'inflammation deviendrait dangereuse ;

tandis que s'ils usent de leurs doigts, ou d'une substance molle, le mal se calmera. Dans le second cas, c'est-à-dire dans celui où se présentent les symptômes d'une inflammation générale, il n'est guère de sortes d'affections qui ne viennent altérer leur constitution.

La fièvre survient et se manifeste soudainement; il y a d'ailleurs de la pesanteur dans la région des yeux. L'enfant est brûlant, sa peau est sèche, sa langue est blanche; il est dans une continuelle agitation, porte sans cesse ses mains à sa bouche, ne peut ni manger ni dormir; souvent ces symptômes prennent un caractère si grave, que le délire arrive avec les convulsions.

Chez d'autres enfans, c'est la peau qui est le plus particulièrement affectée. La fièvre, moins violente, est bientôt suivie d'une éruption, dont souvent il reste des traces sur la peau pendant tout le temps de l'enfance. Assez communément cette éruption ressemble à la rougeole : elle paraît sous la forme de tâches sur la figure, sur le cou et quelquefois sur les autres parties du corps; c'est un assemblage de petits boutons. Si l'on appuie le doigt sur les parties enflammées, on éprouve une légère résistance produite par celles de la peau qui sont saines. Les enfans sont très-sujets, pendant les premiers mois, à cette éruption, que l'on nomme vulgairement : *the red gum.* En général, elle est utile et salutaire, parce que les humeurs qui sont portées à

11

la peau, ne vont point altérer le sang dans les parties principales et occasionner une maladie plus grave et plus funeste.

Quelquefois on voit, sur diverses parties du corps, paraître des pustules, d'abord transparentes, parce qu'elles sont remplies d'une humeur lympide, mais qui finissent par devenir purulentes, et se couvrent ensuite d'une croûte qui présente les mêmes symptômes que ceux que l'on remarque dans la petite vérole bénigne.

Il est d'autres éruptions qui forment des croûtes très-étendues et très-désagréables. Elles se manifestent au coin de la bouche ou sur le cou, et quelquefois au front, d'où elles s'étendent sur une partie du péricrane. De grandes croûtes ne tardent pas à se former; bientôt elles vacillent, tombent et sont remplacées par d'autres. Mais, comme elles ne laissent jamais de cicatrices, elles sont plus incommodes que dangereuses. Beaucoup d'enfans sont sujets à une inflammation et à une sécrétion derrière les oreilles, qui sont toujours avantageuses, parce que, se déclarant dans le voisinage des dents, elles détournent les humeurs qui pourraient y porter de l'inflammation.

Une diarrhée douce, durant la première dentition, est toujours une faveur de la nature. Elle prévient l'irritation générale et calme les mouvemens fébriles; mais, si elle devient excessive, elle produit les symptômes les plus alarmans. Les déjections sont alors vertes, fréquentes et accompagnées de tranchées douloureuses. L'enfant ne goûte point de repos; son sommeil, toujours troublé, ne répare pas ses forces; il tressaille continuellement; des spasmes se manifestent de tous côtés; à la longue tout le système s'affaiblit; des convulsions générales surviennent et continuent jusqu'à ce que la nature soit entièrement épuisée.

L'irritabilité du système nerveux est si grande, dans quelques enfans, qu'au moindre symptôme fébrile ils éprouvent des convulsions, qui se renouvellent constamment chaque fois qu'une dent est prête à percer.

Outre ces symptômes, il y a un si grand nombre d'anomalies, qu'on peut dire que toutes les affections qui accompagnent l'irritation générale peuvent se présenter pendant la dentition. Les poumons sont affectés chez quelques enfans, et ils éprouvent une grande difficulté de respirer. Chez d'autres, un dérangement de santé occasionne des maladies scrophuleuses, carcinomateuses, ou la consomption. M. Hunter fait mention d'une affection symptomatique très-remarquable, qui était une suite de l'irritation causée par la dentition. Les enfans se trouvaient autrefois dans une position bien critique, lorsque, dans le temps de la dentition, ils étaient attaqués de la petite vérole. Heureusement, l'admirable découverte du docteur Jenner nous met à même de prévenir aujourd'hui cette terrible maladie; et nous avons lieu d'espérer que l'humanité sera désormais préservée du plus terrible fléau dont elle ait jamais été frappée.

Quelqu'affection qui survienne aux enfans à l'âge de la dentition, dès que l'on présume qu'elle peut être occasionnée par les dents, il faut s'empresser de détruire la cause de l'irritation. On y parviendra en ouvrant les gencives assez pour que la dent n'éprouve plus d'entraves et puisse sortir facilement. C'est à cette opération qu'il faut d'abord avoir recours; on usera ensuite des remèdes indiqués par les symptômes qui pourront survenir.

Toutes les fois qu'il y aura de la fièvre, on adoptera le régime anti-phlogistique. On fera évacuer les entrailles, au moyen de quelques sels neutres, ou d'un calomel combiné avec la rhubarbe et la scammonée, qui est la médecine la plus convenable à l'enfance. On administrera ensuite des potions salines ou des antimoines doux, pour déterminer une éruption à la peau. Si la tête était très - douloureusement affectée, il serait utile d'établir un vésicatoire à la nuque.

En cas d'éruption, on tiendra le malade chaudement, et on prendra toutes les précautions pour qu'un froid subit ne vienne pas la faire disparaître; car rien ne serait plus dangereux que cette disparution. Si elle arivait, il faudrait mettre l'enfant dans un bain chaud, et lui faire prendre quelques sudorifiques : dans tous les cas, on aura soin que le ventre, soit toujours libre et exempt de constipation. Puisqu'on peut regarder comme très-favorables toutes les éruptions légères et surtout celles qui ont lieu derrière les oreilles et qui sont accompagnées d'une sécrétion modérée, on fera bien de frotter légèrement cette partie avec un peu d'onguent à vésicatoire, pour y provoquer un léger écoulement, s'il ne s'est pas présenté spontanément. En cas qu'il survienne des croûtes larges qui se sèchent et deviennent dures, on les lavera avec du miel fondu dans de l'eau chaude, et on les frottera d'un peu d'huile. On fera bien quelquefois de les humecter avec *l'hidrargyre muriatin dans de l'eau de chaux*, dans la proportion de 1 grain à 1. 02. On se gardera bien de les enlever; car il importe de les laisser tomber d'elles-mêmes. Quand elles s'étendent et suintent sur la tête, le bonnet s'y attache et on ne peut l'enlever sans causer de vives douleurs à l'enfant : il conviendra, dans ce cas, de les couvrir d'un peu de poudre ou de terre à foulon très-fine, sur laquelle on mettra un chiffon brûlé. On peut se servir aussi d'un bonnet ou d'un morceau d'étoffe de soie huilé qui, posé sur les croûtes, empêchera qu'elles ne se desséchent et ne causent des douleurs à l'enfant lorsqu'on le décoiffe.

Toutes les éruptions sont favorables , et il y a entre la peau et l'estomac un rapport si intime, que si l'on vient à en interrompre une, celui-ci, que l'on peut regarder comme un centre d'action sympathique, se trouve quelquefois subitement et considérablement troublé dans ses fonctions. Il paraît évident que dans un grand nombre de maladies, l'estomac sympathise avec les autres parties du corps. Il faut donc bien se garder, durant la dentition, d'arrêter le cours d'aucune éruption tranquille. On se conduira de même relativement à la diarrhée modérée, qu'il serait dangereux de suspendre, parce qu'elle tend à diminuer la fièvre et à empêcher l'irritation générale. Cependant, comme elle est ordinairement accompagnée d'un excès d'acidité, on fera prendre à l'enfant un peu de magnésie, ou quelques poudres testacées. Mais si elle dure trop long-temps et que l'on s'aperçoive qu'elle occasionne un affaiblissement qui serait suivi d'une fatale *atrophie*, il faut alors recourir sérieusement aux moyens de s'en rendre maître.

Le traitement de cette maladie est sujet à beaucoup de difficultés. Les remèdes qui réussissent en certains cas, sont sans succès dans beaucoup d'autres. Si l'abdomen est fort tendu, deux grains de calomel administrés la nuit, et suivis, le matin, de dix grains de rhubarbe et d'une demi-dose de magnésie, produiront un bon effet. On abandonnera ce traitement au bout de trois ou quatre jours, et on le remplacera par huit grains de *poudre de créte*, composée *avec l'opium*, et quatre ou cinq grains de racine de *columba* : on aura soin de bien couvrir l'abdomen et les extrémités inférieures du malade. Dans quelque circonstance, la poudre, *trag. comp.* paraît préférable à *la poudre de créte* : le *sirop* ou la dé-coction d'*althea*, avec vingt gouttes d'élixir paragoric, ont réussi quelquefois quand les autres moyens usités n'avaient produit aucun effet salutaire. Le bain chaud, que l'on pourrait considérer comme une autre espèce de couverture parfaitement chaude, est d'autant plus favo-rable, qu'il relâche les ports en même temps qu'il soulage les viscères. Si le malade ne pouvait supporter les remèdes que je viens d'indiquer, il faudrait alors recourir aux frictions sur l'abdomen et les reins, avec l'opiat employé d'après la formule suivante : *R. ung. hydr. fort.* un gros. *Pulv. opii puri* un scrupule. *Olei oliv.* trois gros. *Fiat lini-mentum bis ter ve in hebdomade infrict.* C'est au praticien à juger de la quantité de ce remède, qu'il devra faire entrer dans ses frictions et du nombre de fois qu'il con-viendra de le répéter. Si le ténesme est violent et doulou-reux, si les selles sont sanguinolentes, alors il conviendra de donner tous les matins un lavement avec de la graine de lin, et de faire prendre tous les soirs, vingt gouttes de *tr. opii* et quarante de *tr. catechu* ou kino.

Quand les convulsions se manifestent, il faut tâcher d'éloigner tout ce qui paraît en être cause. Si l'estomac est chargé d'alimens inconvenans, ou si l'on remarque des signes d'indigestion, on administrera un peu d'émétique. En cas de constipation et d'engorgement des viscères, on les nettoyera par un lavement. Si les selles sont mauvaises, si la respiration est gênée, on fera prendre au malade quelques grains de calomel et de scamonée. Si ces moyens n'ont pas de succès, il faudra administrer les anti-spasmodiques ; et, comme dans ces cas, il arrive souvent que la déglutition soit très-difficile, on donnera un lavement avec *l'assa fœtida*, ou du moins on fera prendre une goutte ou deux de teinture d'opium, et l'on frottera le derrière avec de l'huile d'ambre et de l'eau ammoniaque. Tant que dure l'accès, il faut tenir les extrémités inférieures dans l'eau chaude; elle appelle le sang en grande quantité aux jambes et l'empêche de se porter à la tête. On peut appliquer aussi un vésicatoire à la nuque et des sangsues aux tempes.

En cas qu'il se présente d'autres symptômes que ceux dont on vient de parler, on se conduira selon l'urgence; mais on ne doit jamais négliger de détruire la principale cause de l'irritation qui est toujours dans la difficulté qu'éprouvent quelques dents pour sortir des gencives.

Dans toutes les indispositions occasionnées par la dentition, il faut donner un coup de lancette aux gencives.

Cette opération que l'on ne doit jamais négliger est toujours un remède prompt et efficace quand elle est faite
à temps. Dès que la gencive et la membrane sont percées,
la dent n'éprouve plus d'obstacle pour sortir; elle cesse
de presser sur son alvéole, et la cause de l'irritation est
détruite. Il est étonnant que malgré les avantages ma-
nifestes et le prompt soulagement qui résultent de cette
opération, il y ait encore des personnes que le préjugé
engage à la blâmer et à la rejeter. Mais comme il n'en
est jamais résulté aucun accident; qu'elle a toujours été
suivie des meilleurs effets, il faut espérer qu'elle sera
bientôt généralement adoptée. Ceux qui la repoussent,
parce qu'elle cause de la douleur à l'enfant, ne consi-
dèrent pas que celle qui nait de la résistance que la
gencive oppose à la sortie de la dent et de l'irritation qui
en est le résultat, est incomparablement plus aiguë. Il
est d'autres personnes qui prétendent que l'ouverture
pratiquée par la lancette à la gencive, nuit à la formation
de la dent, et la rend plus susceptible de carie; mais ces
observations sont sans fondemens. Quand la dent est sur
le point de percer la gencive, l'émail qui la couvre est
complettement formé, et dans l'opération dont il s'agit,
rien ne peut blesser la racine qui continue, dans tous
les cas, à se développer quelque temps après que la
couronne a paru.

On dit que quand on divise les gencives avant que les

dents soient encore disposées à paraître, elles se referment, et qu'il s'y forme une cicatrice qui, plus tard, fait qu'elles présentent une résistance plus grande que si elles fussent restées dans leur état naturel. Mais il est bien reconnu que les parties nouvellement formées sont beaucoup plutôt absorbées que celles dont elles sont environnées, et que par-là le passage de la dent devient plus facile.

L'hémorragie qui suit l'opération, n'est jamais considérable; mais elle suffit pour décharger les vaisseaux et pour faire diminuer l'inflammation.

L'instrument le plus convenable dans cette circonstance, est une lancette à gencives, dont les bords sont arrondis; elle pénètre plus sûrement qu'une lancette pointue, jusqu'au bord de la dent, où il faut nécessairement la faire parvenir. Il ne faut pas rapprocher les membranes après l'opération, dont l'effet doit être celui d'une saignée locale. Quand il s'agit d'une incisive, il est important de porter la lancette sur la partie antérieure de la dent, car si on la portait à la partie postérieure, on courrait risque de diviser la membrane qui unit les pulpes des dents permanentes à celles des temporaires, ce qui nuirait à la formation de celles-là *.

* Planche IX, figure 5.

Lorsqu'il s'agira de percer les gencives des molaires, on y fera une incision cruciale, ou deux incisions semi-lunaires : par ce moyen elles seront bien séparées, et la dent ne tardera pas à se montrer.

Il faut connaître les symptômes de toutes les indispositions qui sont attachées à la dentition, pour pouvoir leur appliquer à propos des remèdes efficaces, et épargner à l'enfance beaucoup de douleurs. Une nourrice attentive remarquera que l'enfant, dont les dents vont percer, prend le mamelon avec moins de force que de coutume, et qu'il l'abandonne bientôt après l'avoir pris. Elle s'apercevra encore qu'il ressent de la chaleur aux gencives, qu'elles sont plus rouges qu'à l'ordinaire : que la salive est devenue plus abondante, que ses yeux sont ternes, et qu'il est triste. C'est quand ces symptômes paraissent, qu'il faut examiner la bouche avec attention : et si l'on reconnaît que les gencives soient enflammées, alors il faudra se servir de la lancette; et si l'on a bien présent à l'esprit l'ordre dans lequel les dents paraissent, il n'est pas probable que l'on se méprenne sur l'endroit où siége la cause de l'irritation, qui est celui où il faut opérer.

A mesure que les enfans prennent de la force, les maladies qui proviennent de la dentition, diminuent et deviennent souvent purement locales. Mais ces maladies les tiennent fréquemment dans un état de faiblesse qui dispose leur constitution à s'affecter facilement d'une irritation générale. Le percement des cuspides et des premières molaires, n'est pas sans dangers, pour les enfans délicats. Comme ces dents se développent presqu'en même temps, il arrive que huit dents pressent ensemble, à cette époque, sur les membranes et les gencives : et si, dans cette circonstance, l'enfant est indisposé, l'une ou l'autre de ces dents peut lui causer des convulsions, ou quelqu'autre maladie sérieuse. Alors il faut donner à propos un coup de lancette à la gencive, c'est la seule manière de traiter favorablement des enfans faibles.

Pendant la seconde dentition, à peine éprouve-t-on quelques douleurs. C'est une règle qui n'admet qu'une seule exception. Alors la constitution a pris de la force, et n'est plus sujette à l'irritation sympathique. Le seul inconvénient que l'on puisse éprouver, naît de la pression que quelques dents permanentes opèrent sur les temporaires à la base desquelles elles croissent.

Ce cas se présente particulièrement lorsque les bicuspides faisant effort pour sortir, éprouvent de la résistance de la part des molaires temporaires qui sont encore en place. Mais en faisant l'extraction de ces molaires, on détruit la cause de la douleur, et on la fait cesser elle-même, en facilitant le passage des bicuspides.

Ce qui arrive aux dents de sagesse est donc la seule

exception à la manière dont se fait la seconde dentition,
L'éruption de ces dents est souvent précédée et accompagnée de grandes douleurs : si elles n'ont qu'un espace à
peine suffisant à leur développement et si la gencive, très-
épaisse, oppose un puissant obstacle à leur passage, on
doit s'attendre alors à une inflammation considérable, et
à un gonflement de tout le visage. Dans un grand nombre
de cas la douleur est assez vive pour exciter une forte
fièvre et un désordre général dans la santé. J'ai vu des
personnes obligées, pour cette seule cause, de garder
la chambre pendant plusieurs semaines. Si ce sont les
dents de sagesse supérieures qui percent les premières,
l'inflammation sera très - grande lorsque les inférieures
viendront à percer à leur tour, parce que, comme il est
facile de le sentir, quand la bouche est fermée, les
gencives qui couvrent ces dents inférieures, sont exposées continuellement aux coups des supérieures, et il
doit en résulter pour elles une douleur et une irritation
extrêmes.

En général il suffit de faire aux gencives une incision
cruciale. L'hémorragie qui survient diminue l'inflammation ; la gencive s'ouvre, la dent perce par degré, et
toute douleur a cessé. Mais quand les dents de sagesse
supérieures ont percé les premières, on est quelquefois
obligé d'enlever les parties des gencives qui recouvrent
les inférieures.

Souvent la gencive est fort épaisse, ses bords se rejoignent, et elle se referme après l'opération, qu'on est forcé de recommencer. Cependant on sera dispensé d'en venir là, si l'on prend la précaution d'introduire entre le bord de la plaie un petit morceau de lin qui les empêchera de se rejoindre. Moyennant cette précaution, ils se retireront graduellement et la dent passera sans obstacle. Quelquefois le gonflement des gencives est tel, qu'après la division il s'en échappe une humeur luisante : je les ai trouvé, dans certains cas, attaquées d'un ulcère très-étendu, dont il coulait une quantité considérable de cette humeur.

CHAPITRE XI.

ANIMÉ du désir de rendre cet ouvrage aussi complet que possible, j'ai prié M. Pepys de me permettre d'y insérer son analyse chimique des dents de l'espèce humaine ; et, d'après les soins et l'intelligence avec lesquels il a fait ses opérations et conduit ses expériences, j'ose me flatter que les observations suivantes ajouteront beaucoup de prix à cette édition.

ANALYSE DES DENTS DE L'ESPÈCE HUMAINE

PAR M. PEPYS.

M. Charles Hatchet, dans un excellent mémoire sur les coquilles et les os, inséré dans les Transactions philosophiques de l'année 1799, a désigné les diverses substances qui entrent dans la composition des dents de l'espèce humaine : il est à regretter que la nature du sujet qu'il traitait ne lui ait pas permis d'indiquer les proportions dans lesquelles chacune des parties s'y trouve. Mais, comme il n'a pas manqué de faire sentir l'utilité et l'importance dont elles y sont, son exactitude connue dispense qui que ce soit de revenir sur ce travail. On a publié plusieurs bonnes analyses des os; mais je ne crois pas qu'il en ait encore paru une des dents qui soit exacte.

Les os, comme on l'a souvent observé, se dissolvent quand on les soumet à l'action d'un menstrue acide, c'est-à-dire que les parties qui en constituent la solidité sont séparées, et que la gélatine reste sous la forme primitive de l'os. Les acides, tels que le nitrique, le muriatique et l'acétique, peuvent produire ce changement, toujours accompagné de l'émission d'un fluide aëriforme. Le précipité calcaire qui résulte de ces opérations, étendu dans de l'eau de chaux, change le bleu végétal en rouge, et sa pesanteur spécifique le fait reconnaître pour un gaz acide carbonique. Les dissolutions obtenues par ces acides, traitées par l'ammoniac pur, abandonnent un précipité encore soluble, dans lequel que ce soit d'entre eux. Après la précipitation par l'ammoniac pur, la dissolution du carbonate d'ammoniac produit encore un nouveau précipité.

Le précipité de la première dissolution, qui, comme on l'a dit, est encore soluble dans les acides ci-dessus désignés, soumis à leurs actions, donne une dissolution qui, traitée par l'acétate de plomb, abandonnent un précipité abondant qui prouve la présence de l'acide phosphorique.

Le précipité obtenu soit par le carbonate soit par l'ammoniac, est soluble aussi dans l'un ou l'autre des acides ci-dessus, mais avec effervescence; et les dissolutions qui en résultent ne peuvent être précipitées par l'acétate de plomb; mais elles le sont par l'oxalate et le carbonate d'ammoniac, ainsi que par quelques autres précipitans calcaires.

La grande solubilité du phosphate de chaux, dans ces acides même affaiblis, est vraiment extraordinaire; suspendu mécaniquement dans l'eau, il s'y dissout parfaitement quand on y fait passer une certaine quantité de gaz acide carbonique.

Après avoir fait toutes ces expériences, je me suis hasardé à soumettre à l'analyse les diverses parties qui constituent les dents de l'espèce humaine; comme l'émail, l'os, les racines : j'ai analysé aussi en particulier les dents des adultes et les dents des enfans.

Avant de donner les détails et les résultats de mes opérations à cet égard, j'ai cru qu'il était intéressant et même essentiel de faire connaître l'action que quelques

agens chimiques exercent sur ces instrumens de la mastication.

L'acide sulfurique de la pesanteur spécifique 1,83,
paraît d'abord n'en exercer aucune; mais au bout d'une
heure, on aperçoit de petites bulbes, les racines sont
devenues noires, et douze heures après, l'émail se gerse,
se fend et se sépare. Pendant ce temps il se forme une
quantité de sélénite calcaire, par l'action que l'acide a
sur la chaux qui entre dans la composition des dents.

L'acide nitrique et l'acide muriatique de la pesanteur
spécifique de 1,12 exercent une action subite qui est accompagnée de la formation d'une quantité considérable
de globules d'air sur toute la surface de la liqueur. Au
bout d'une heure, tous les principes solides sont dissous,
et la gélatine reste à-peu-près sous la forme qu'avait la
dent : elle est flexible, semi-transparente, et on peut la
diviser facilement avec l'ongle.

L'acide acéteux, ou le vinaigre distillé, n'a point ou n'a
que très-peu d'action; mais lorsqu'il est concentré, il
agit et sur le phosphate et sur le carbonate de chaux.

L'acide nitrique bouillant agit à l'instant même, et il
se dégage de l'acide carbonique avec une quantité considérable de gaz azote. La gélatine et les parties solides sont

également et complettement dissoutes sur toutes les surfaces qu'elles présentent. Mais si l'on arrête le cours de
l'opération, le résidu est ferme et dur, et sa quantité
est proportionnée au temps pendant lequel la dent a été
soumise à l'action.

ANALYSE DE L'ÉMAIL.

Cent grains d'émail grattés avec précaution, placés
dans 600 grains d'acide nitrique de la pesanteur spécifique 1,12 produisent d'abord une légère effervescence :
deux heures après on a ajouté deux cents grains d'acide.
Au bout de trente-six heures, l'évaporation dans un vase
correspondant, avait occasionné une perte de quatre
grains et demi.

Le reste a été délayé dans quatre onces d'eau distillée,
précipité par l'ammoniac pur, et ensuite filtré.

Le précipité obtenu, après avoir été réduit à sec dans
un bain d'eau chauffé à 212°, pesait 102 grains ; et après
avoir été exposé au feu ardent, il n'en pesait plus
que 78.

La dissolution filtrée, fut précipitée par une dissolution de carbonate d'ammoniac, et filtrée de nouveau.

Le précipité séparé, et ensuite séché à une température de 12° pesait 6 grains. L'émail était donc composé de

$$
\begin{aligned}
&\text{Phosphate de chaux...} \quad 78 \quad \text{grains.}\\
&\text{Carbonate de chaux...} \quad\ \ 6 \quad \text{grains.}\\
&\hphantom{\text{Carbonate de chaux...}}\ \overline{\hphantom{xxxx}}\\
&\hphantom{\text{Carbonate de chaux...}}\ 84
\end{aligned}
$$

Évaporation de l'eau de sa composition

et perte 16

Total... 100

Il est facile de se rendre compte de la perte de seize grains qui a eu lieu dans ces opérations. D'abord il est impossible de s'assurer de l'état de sécheresse dans lequel les différentes parties existaient dans l'émail : on a vu d'ailleurs que le phosphate de chaux ayant été séché à une chaleur de 212 degrés, après quoi il paraissait aussi sec que possible, contenait cependant encore assez d'humidité pour que l'on trouvât huit grains de plus dans l'analyse : savoir 102 de phosphate et 6 de carbonate de chaux = 108.

Mais quand il a été soumis à la chaleur du feu rouge, le contraire est arrivé et la perte a été de 16 grains. Comme il est impossible que les parties constituantes d'une dent se trouvent au degré de sécheresse que l'on obtient par une température aussi haute que celle du feu rouge, il est raisonnable de penser qu'après leur dessication à une

chaleur de 212°, cette humidité y était encore plus considérable que dans leur état naturel, et qu'elle s'y est
trouvée moindre après l'ignition, et que conséquemment
la perte de 16 grains, après l'exposition à une aussi forte
chaleur, doit être attribuée à l'évaporation de l'eau.

100 grains de l'os ou des racines d'une dent, soumis
à l'analyse, ont donné

> Phosphate de chaux.... 58
> Carbonate de chaux.... 4
> Gélatine.............. 28
> ___
> 90
> Eau de composition et perte.... 10
> ___
> Total.... 100

100 grains des dents permanentes d'un adulte, soumis
à l'analyse, ont donné

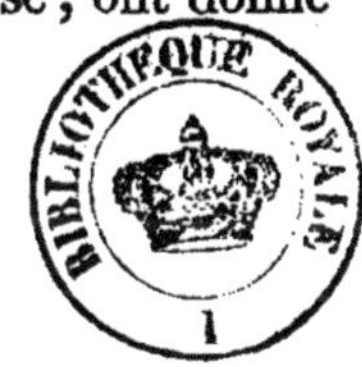

> Phosphate de chaux.. 64
> Carbonate de chaux.. 6
> Gélatine........... 20
> ___
> 90
> Eau de composition et perte... 10
> ___
> Total... 100

Pesanteur spécifique de la dent 2,2727.

100 grains des dents temporaires d'un enfant, soumis
à l'analyse, ont donné

$$
\begin{array}{lr}
\text{Phosphate de chaux.\dots} & 62 \\
\text{Carbonate de chaux.\dots} & 6 \\
\text{Gélatine \dots\dots} & 20 \\
\hline
& 88 \\
\text{Eau de composition et perte\dots} & 12 \\
\hline
\text{Total\dots} & 100
\end{array}
$$

Pesanteur spécifique de la dent 2,083.

Dans ces analyses, comme dans la première, le phosphate de chaux a été exposé au feu rouge, et conséquemment réduit à un état de siccité plus grand que celui qu'il
a dans la dent : le carbonate de chaux y a été aussi séché
à une température de 212° au-dessus de laquelle il aurait
été décomposé. La gélatine, dans les trois dernières opérations, a été soumise à la même température.

FIN DE LA PREMIÈRE PARTIE.

SECONDE PARTIE.

INTRODUCTION.

Dᴀɴs la première partie de cet ouvrage, j'ai cherché à prouver que les dents sont douées d'une organisation semblable à celle des autres os ; et que, jouissant d'une force vitale, elles sont liées à notre système dont elles forment une partie intégrante. Aujourd'hui je vois, avec satisfaction, mon opinion partagée par tous les chirurgiens éclairés.

M. Hunter, qui s'est plusieurs fois appliqué dans ses expériences, à nourrir des animaux avec de la garance pour s'assurer des effets que produit cette substance colorante sur les différens os du corps humain, a observé que les dents sont les dernières à se colorer, et qu'elles retiennent plus long-temps que les autres os, la couleur dont elles finissent par s'imprégner ; et il en a conclu *qu'on devait les regarder comme des corps étrangers, sous le rapport de la circulation à travers leur substance.*

En se formant une telle opinion, ce physiologiste s'est mis dans l'impossibilité d'assigner une cause satisfaisante aux diverses maladies des dents. On doit même être

14

étonné qu'un observateur aussi exact de la nature et de ses phénomènes, ait pu donner de la publicité à cette idée, lorsqu'il ajoute *que les dents ont certainement un principe de vie au moyen duquel elles font partie du corps, et sont capables d'être unies à toutes celles d'un corps vivant.*

Les maladies de la bouche, que l'on considère communément comme des cas sur lesquels le chirurgien dentiste doit être consulté, proviennent des affections des dents, des gencives ou des cloisons alvéolaires.

Les dents sont les organes de la mastication. Elles sont placées dans des alvéoles formées sur les os des mâchoires dont elles font partie; elles sont fortement retenues par un périoste qui les revet et se replie sur leurs racines. Leurs cloisons alvéolaires sont partout recouvertes par la substance ferme et très-vasculaire des gencives.

Ces parties ayant entre elles une connexion si intime que les maladies qui prennent leur origine dans l'une, affectent toujours plus ou moins les autres; il est nécessaire d'avoir une connaissance exacte de toutes les affections particulières, à chacune d'elles; car la perte des dents étant toujours la conséquence dernière des maladies dont sont attaquées les parties qui leur sont contiguës, ce n'est qu'en portant à celles-ci des secours prompts et efficaces, qu'on peut espérer de conserver sains ces instrumens si nécessaires à la réparation de nos forces ainsi qu'à notre bien-être, et sur lesquels tout ce qui les environne agit si puissamment.

Les maladies auxquelles les dents sont sujettes sont semblables à celles qui affectent les os en général, et elles ont pour principe commun l'inflammation. Si les dents diffèrent des os, c'est seulement en ce que chez elles la puissance vitale n'est point suffisante pour produire le phénomène de l'exfoliation.

Leurs diverses parties sont sujettes à des maladies diverses. La morbification d'une partie de la couronne, constitue *la carie*.

La racine se gonfle quelquefois comme dans l'*exostose*.

La membrane contenue dans la cavité d'une dent s'enflamme et suppure ; et quelquefois la matière donne à l'extrémité de la racine où elle se porte, l'apparence d'un os attaqué de la *spina ventosa*.

La mort de la racine a souvent lieu : cette maladie ressemble à celle que dans les os on appelle *nécrose*.

Outre ces maladies, les dents en éprouvent d'autres qui sont le résultat de la destruction de l'émail autour de la couronne, c'est ce que M. Hunter appelle *carie par dénudation.*

Elles sont aussi exposées à des affections douloureuses et désagréables qui résultent de divers accidens. Telles sont la fracture et la luxation.

Les gencives éprouvent des maladies qui leurs sont propres, et d'autres qui proviennent de celles dont les dents ou les alvéoles sont attaquées, ou qui sont une suite d'un dérangement général de la constitution.

D'ailleurs il se fait chez beaucoup de personnes un dépôt terreux appelé *tartre*, qui, si on le laisse s'augmenter jusqu'à certain point, sépare les gencives du collet des dents, et finit par produire l'absorption des cloisons alvéolaires.

L'antre maxilaire est sujet aussi à des maladies qui réclament le secours d'un chirurgien. *Le palais ou toit de la bouche* présente lui-même des imperfections qui sont la suite ou d'une conformation vicieuse, ou d'une maladie. Je traiterai de tous ces cas en particulier ; j'indiquerai ensuite les moyens de suppléer aux dents naturelles par des dents artificielles, et je terminerai cet ouvrage par un aperçu des méthodes à suivre dans les diverses opérations qu'exigent les maladies des dents.

DES MALADIES DES DENTS.

DE LA CARIE.

LA carie est la plus commune des maladies auxquelles les dents soient sujettes. Elle attaque d'abord la partie osseuse de la couronne qu'elle mine insensiblement jusqu'à ce qu'elle en ait entièrement fait disparaître l'os et l'émail.

Quand elle a fait quelques progrès internes , une petite tache opacte se montre sur l'émail et couvre la partie de la dent qui est malade. Sous cette tache., l'os est d'un brun sombre , et si la carie y est déjà assez avancée pour avoir détruit une partie du tissu osseux, l'émail, qui se trouve sans support, tombe et laisse à découvert une cavité *. Tel est l'état que présente cette maladie dans son origine. Il ne faut pas s'étonner lorsque peu de temps après avoir visité la bouche d'une personne , on trouve dans un second examen des cavités à plusieurs dents qui avaient paru d'abord

* Planche I , deuxième partie , figures 1, 2.

très - saines. La mastication de quelques substances dures suffit pour briser l'émail qui recouvrait la partie du tissu osseux, détruite par la carie, qui, préalablement, s'était manifestée à l'intérieur.

Aucune partie d'une dent n'est plus sujette qu'une autre à cette maladie, qui, quelquefois, commence aux irrégularités triturantes des molaires, où elle se présente d'abord comme une fente remplie d'une substance noire; mais elle attaque bientôt le centre de la dent et y forme une cavité qui, d'autres fois, se déclare à l'une des parties latérales, ou vers le collet, et finit par gagner tout le corps en s'étendant sous l'émail. Elle est très-destructive, surtout, lorsque, ce qui arrive souvent, elle s'attache au côté d'une dent en contact avec celui d'une autre; là, elle peut faire de grands ravages avant de donner des indices de son existence, et elle est placée de manière à ce qu'il soit difficile de s'opposer à ses progrès par quelqu'opération que ce soit.

C'est cependant de cette manière qu'elle mine communément les incisives; d'autres fois c'est à leur collet qu'on la découvre, alors la cavité s'étend à travers la dent qui finit par se diviser en deux. Dans ce cas, lorsqu'on mord quelque chose de dur, la partie supérieure se brise et bientôt il ne reste plus que la racine dans l'alvéole. Les molaires sont, de toutes nos dents, les plus sujettes à la carie. Les incisives de la mâchoire supérieure en sont très-souvent affectées, mais il est très-rare qu'elle détruise celles de la mâchoire inférieure.

Quand on soumet à l'examen une dent gâtée, on s'aperçoit que les parties cariées sont disposées par couche, de telle sorte que celle qui se présente la première à l'extérieur est noire et si molle qu'on peut l'enlever facilement, et que celle qui se présente la seconde est d'un tissu plus ferme, plus adhérant, d'une couleur moins foncée, et ainsi successivement jusqu'à ce qu'on arrive à la partie saine. Toutes les fois que la carie a commencé et que l'émail, par une tache opaque, a annoncé l'existence de cette maladie interne, on voit une marque brune s'étendre dans la cavité naturelle de la dent. C'est dans ce sens que marche la destruction ; et quand la cavité est découverte, la membrane qui la tapisse, et sur laquelle se ramifient les nerfs et vaisseaux sanguins, éprouve ordinairement une inflammation dou-loureuse.

La carie détruit d'abord les parties internes de la couronne, et la dent paraît alors comme évidée à l'inté-rieur. L'émail plus dur que l'os résiste aussi plus long-temps et il ne se brise que quand par la destruction des parties qu'il recouvrait il se trouve privé de son support *.

* Planche I, deuxième partie, figures 4, 5.

La marche de cette maladie semble se ralentir lorsque la couronne est détruite : et quoiqu'elle ait agit avec une extrême rapidité sur le corps de la dent, les racines n'éprouvent souvent aucune altération pendant un grand nombre d'années; souvent même elles continuent à rester fermes dans leurs alvéoles sans qu'on éprouve le moindre inconvénient. Du moins est-il fort rare qu'elles occasionnent cette douleur violente que l'on appelle la *rage des dents*. Car quand la carie a détruit la couronne, la membrane qui en revêtait la cavité a disparu elle-même, et avec elle les nerfs, les vaisseaux sanguins qui se rendaient aux racines par le canal. Si donc il arrive quelquefois que les chicots causent de la douleur, il faut communément l'attribuer à l'inflammation des alvéoles, qui, ayant détruit le rapport du périoste avec les racines, a fait du chicot un corps étranger dont la présence occasionne l'inflammation des gencives ou des alvéoles elles-mêmes, inflammation qui souvent se termine par une suppuration.

Dans beaucoup de circonstances, il arrive que quand une dent a été détruite au point de ne laisser que des chicots, la nature, comme si elle sentait la nécessité de se défaire de ces débris, cherche à les expulser : que le fond de l'alvéole se resserrant graduellement, les pousse dehors jusqu'à ce qu'ils n'adhèrent plus qu'à la gencive. Alors ils vacillent, causent quelque inflammation, une douleur incommode; mais comme ils ne tiennent qu'à une faible attache, on s'en débarrasse aisément *.

La structure des dents n'ayant pas été considérée jusqu'à présent d'une manière convenable, il n'a pas été possible d'assigner une cause satisfaisante à leur carie.

M. Hunter dit : « *Elle ne provient ni d'un accident externe, ni d'un menstrue qui ait le pouvoir de dissoudre une partie de la dent ; mais nous pouvons raisonnablement supposer que cette maladie prend son origine dans la dent elle-même* ».

Il est surprenant, qu'après s'être ainsi avancé, M. Hunter ne nous ait pas donné une idée juste de la manière dont cette maladie peut se former.

Sa cause prochaine est, ou du moins paraît être une inflammation de l'os de la couronne qui, en raison de sa structure particulière, se termine en mortification. En effet, la membrane contenue dans la cavité des dents, est très-vasculaire, et jouit d'un grand degré de sensibilité nerveuse : elle est donc susceptible d'être enflammée par toute cause capable de produire une action irrégulière : l'os, au contraire, est fort dense, et n'a qu'une

____

* Planche I, deuxième partie, figure 6 *a.*

très-faible puissance vitale ; la mort de quelques-unes de ses parties, peut donc suivre de près l'inflammation des vaisseaux de cette membrane, contenue dans sa cavité *.

Si l'on fracture une dent saine, récemment arrachée, on trouvera la membrane qui forme la cavité attachée à l'os avec force ; mais l'inflammation l'en sépare, et la mort de la dent est une suite de cette séparation.

Telle est, d'autant plus probablement, la cause immédiate de la carie des dents, que celle des autres os est aussi causée par leur séparation des membranes qui les couvrent et auxquelles ils sont attachés. C'est ainsi que l'enlèvement du périoste causera la mort d'une partie du tibia et du pericrane, et la carie de quelque partie des

* Il y a quelque temps, je fus appelé par un gentelman qui se plaignait d'une douleur aiguë d'une molaire de la mâchoire inférieure. Comme je n'aperçus aucune apparence de carie, je me déterminai à faire saigner les gencives, espérant par-là détruire l'inflammation de l'alvéole, ou des autres parties en connexion avec la dent : mais cette opération n'eut aucun succès. La douleur continua presque sans interruption, et le gentelman se détermina à se soumettre à l'extraction. La dent se fractura au collet sous l'instrument, et sa cavité fut mise à découvert, et je la vis alors remplie de pus qui avait découlé de sa membrane enflammée, et je reconnus la véritable cause de la douleur, car immédiatement après l'opération, le malade fut soulagé, et ne souffrit plus depuis. Dans un cas semblable, au lieu de faire l'extraction, je recommanderai de percer un trou au collet de la dent qui, communiquant à la cavité, donne passage à la matière purulente.

os de la tête. Cette opinion est encore confirmée par l'analogie qu'ont les symptômes qui accompagnent l'inflammation d'un os, avec ceux que présentent les dents avant toute apparence de carie.

Pendant l'inflammation d'un os, on éprouve une douleur plutôt obtuse qu'aiguë; les parties qui le couvrent ou qui l'environnent, sont sensibles, et ne peuvent supporter la moindre pression : comparé à un os sain, un os enflammé est d'une teinte plus sombre. Les mêmes symptômes se remarquent chez une personne affectée de ce qu'on appelle communément le froid des dents. Elle ressent une douleur sourde, inquiète dans toute l'étendue de la mâchoire; ses dents sont sensibles, ne peuvent se presser l'une sur l'autre avec autant de force qu'à l'ordinaire, et celles qui souffrent sont d'une teinte plus sombre que celles qui sont tout-à-fait exemptes de douleurs. Quand ces symptômes inflammatoires cessent, la douleur cesse aussi; mais comme l'inflammation a causé la mort de quelques parties d'une ou de plusieurs dents, la décomposition interne continue jusqu'à ce que l'émail tombant mette la carie à découvert.

Je peux citer beaucoup de faits à l'appui de ce que je viens de dire, et rapporter plusieurs exemples de dents où la partie interne était entièrement détruite, tandis que l'émail était sain et entier.

Dans la planche **I**, deuxième partie, fig. 4, *a*, on voit une dent que j'ai extraite à une dame qui se plaignait d'en avoir souffert long-temps. Cette dent paraissait parfaitement saine, et ce ne fut qu'après l'avoir sciée en deux que je découvris au centre, les traces d'une carie considérable.

La figure 5, *a*, représente l'émail d'une dent, entièrement séparé de la partie osseuse, noircie et détruite par la carie.

La figure 3, *a*, montre la ligne noire qui traverse l'os externe d'une dent, et se rend de la partie externe au centre, ou à la cavité comme on l'a dit page 110.

La principale disposition à la carie, est une constitution vicieuse, soit de l'émail, soit de l'os.

Chez beaucoup d'individus, il entre dans la composition des dents, moins de matières terreuses, que de substances animales; ce qui fait qu'elles n'acquièrent pas assez de densité pour être durables, ou assez de dureté pour braver les diverses causes de destruction auxquelles ces organes sont sans cesse exposés. Les dents ainsi composées, sont d'abord fort blanches et douées d'une certaine transparence. Mais elles sont sujettes à se détruire promptement; et souvent en peu d'années, on les voit pour la plupart attaquées de la carie.

Quelquefois l'émail n'acquiert pas le degré de dureté qui lui convient, parce que ses parties manquent de ce qu'on nomme attraction de cohésion; en ce cas, il prend une teinte jaune et une consistance calcaire.

Quand l'une et l'autre de ces circonstances se rencontrent dans la formation des dents, elles ne tardent pas à devenir malades. L'émail n'est pas assez dur pour résister long‑temps sans se rompre au mouvement et à la force qu'exige la mastication des substances dures ; et les parties osseuses sont d'un tissu trop délicat pour n'être pas bientôt affectées par quelques causes d'inflammation.

Le principe de cette constitution vicieuse vient de ce que les pulpes n'ont point été douées d'une action assez forte durant la formation des dents. Mais quelle est la cause de ce défaut d'action, c'est ce qu'il est impossible de dire positivement. Mais quelque singulier que cela puisse paraître, il est certain que l'on observe dans plusieurs individus de la même famille, forts et vigoureux sous tous les autres rapports, la même faiblesse de construction dans les dents.

Si j'ai avancé que cette faiblesse de construction venait d'un défaut d'action des pulpes lors de la formation des dents, je me suis fondé sur ce que l'on observe communément qu'elles se dégradent par paire : ce qui prouve que celles qui ont été formées dans le même temps, sont dans le même état d'imperfection, et n'ont ni l'une, ni l'autre, les qualités nécessaires pour résister aux causes des maladies. Aussi les voit-on montrer à la même époque les mêmes signes de destruction; tandis que celles qui ont été formées dans un temps où leurs pulpes étaient douées d'un plus grand degré d'action, restaient entières et saines, jusqu'à la fin de la vie. La destruction des dents est souvent aussi la conséquence d'une constitution, où les fonctions animales sont irrégulières, et produisent divers symptômes dyspatiques.

Voilà pourquoi la carie attaque souvent plusieurs dents à la fois, et marche même avec une telle rapidité, qu'en très-peu de temps elle en a détruit toutes les couronnes, et ne laisse que leurs racines.

Il est remarquable qu'en ces circonstances la carie a presque toujours une teinte blanchâtre, et que l'os de la dent est plus mol que quand elle provient d'une simple inflammation.

J'ai souvent observé aussi qu'il se faisait dans l'économie des dents un grand changement occasionné par une fièvre continue. Quelquefois celles qui étaient très-saines, avant la maladie, ont presque immédiatement après montré des signes de carie, et dans quelques années, la plupart ont été offensées ou détruites.

La carie est communément attribuée à l'usage de certains alimens, et l'on a supposé que les substances animales contribuaient beaucoup à cette maladie. A l'appui de cette opinion, on a observé que dans les campagnes, où la nourriture est simple; que chez les nations indiennes qui ne vivent que de végétaux, les dents sont parfaitement saines et exemptes de maladies.

Il est certain et hors de controverse, que, dans les campagnes, beaucoup de personnes ont de très-belles dents. Mais on a pu aussi observer que beaucoup d'autres qui vivent de la même manière que les campagnards, en ont de très-malades. L'expérience nous prouve par des faits que les extrêmes du froid et du chaud sont nuisibles aux dents; la sensation très-désagréable qu'elles éprouvent alors est l'effet d'une circulation irrégulière dans leur cavité, et d'une irritation subite des nerfs, produite par l'application d'un degré de chaleur ou de froid qui ne leur est pas naturel.

La raison pour laquelle les personnes qui vivent frugalement ont rarement des dents cariées, c'est que leurs alimens sont toujours à une température modérée, et qu'elles ne sont point exposées aux irritations que leur causent l'usage des substances trop froides ou trop chaudes. Ce que j'avance ici me semble confirmé par des observations que j'ai faites sur des individus de différens climats.

En général, on peut dire que les habitans des pays chauds ont des dents exemptes de maladies, et que ceux des pays froids, des ports de mer et des grandes villes en ont ordinairement de mauvaises. C'est que dans les pays chauds, tout ce qui rafraîchit est toujours agréable : cela engage les habitans à ne donner à leurs alimens qu'un degré modéré de chaleur, et comme ils ne boivent que pour étancher leur soif, ils ne prennent que des boissons propres à remplir leur vue, et conséquemment à produire seulement un stimulant très-léger.

Dans les pays froids, au contraire, où l'application de la chaleur satisfait toujours les sens, on prend des alimens très-chauds. Dans ces régions, aussi bien que dans les ports de mer et les autres grandes villes où le commerce est très-actif et très-étendu, on fait constamment usage de liqueurs fortes et spiritueuses, et l'on accroit par-là les inconvéniens qui résultent pour les dents de la trop haute température à laquelle on porte les alimens solides. La bouche continuellement brûlante éprouve les accidens qui peuvent naître d'un accès de fièvre violente.

Les funestes effets de la carie ne se bornent pas à une seule dent : cette cruelle maladie étend spécialement ses ravages à celles qui sont en contact avec les parties qu'elle détruit. Certains cas, cependant, semblent combattre cette opinion ; il arrive, quelquefois, qu'une dent soit totalement corrompue et même détruite , sans qu'aucune de ses voisines ait éprouvé le moindre dommage. Mais ces exemples sont rares , et généralement cette maladie se communique aux dents qui touchent à celles qu'elle a d'abord attaquées.

Cette espèce d'endémie est probablement causée par un écoulement acrimonieux de la dent malade : il détruit d'abord quelques parties de l'émail, et produit ensuite la décomposition de la dent sur laquelle il se porte. Dans ce cas, la carie agit d'une manière toute particulière et bien différente de celle avec laquelle elle procède dans la dent qui l'a communiquée : ici elle étend ses progrès de l'intérieur à l'extérieur, tandis que là elle marche de la surface vers la cavité.

Cette maladie provient encore souvent de ce que les dents sont trop pressées. Elle est ordinairement déterminée, par cette cause, aux incisives supérieures : il est donc à propos, dans le premier temps de la vie, de procurer à ces dents la facilité de croître, sans se presser l'une sur l'autre *. On peut même y parvenir chez les personnes avancées en âge, en passant un fil entre toutes les dents de devant.

Aux diverses causes de la carie que je viens d'indiquer,

* Voyez première partie , pages 62 et 63.

on peut ajouter la malpropreté de la bouche et l'état maladif des gencives. Quand on n'a pas soins d'enlever régulièrement le tartre qui s'amasse constamment sur les dents, et qu'on laisse séjourner entre elles des particules d'aliment, il en résulte une fermentation qui, outre qu'elle répand une odeur fétide, est nuisible aux gencives, et dispose les dents à se carier.

Les inconvéniens, qui sont la suite inévitable de la perte des dents, doivent faire vivement désirer la découverte de quelques moyens propres à prévenir la carie. Quoique tous les charlatans se flattent de posséder ce merveilleux secret, nous ne devons cependant espérer de l'obtenir qu'après avoir trouvé celui de la pierre philosophale ou de la panacée universelle. Il ne nous est pas donné de changer les lois de la nature, ni la constitution de l'homme. Mais nous pouvons prévenir les suites des maladies, en attaquant leurs causes; et c'est ainsi que nous avons, à un degré éminent, la faculté d'en préserver nos dents. Le premier et le principal moyen d'empêcher la carie, consiste, dans les premiers temps de la vie et à l'époque de la seconde dentition, à prendre des soins très-attentifs pour que les dents permanentes se placent régulièrement sans se presser. A cette même époque, si quelques temporaires, en contact avec les nouvelles, viennent à se carier, on ne balancera pas à les extraire. On préviendra les jeunes personnes qu'elles

doivent ajouter à ces précautions, celle de nettoyer journellement leurs dents avec une brosse et de l'eau , moyen
presque toujours suffisant pour les tenir propres. Si
d'ailleurs elles ne font usage que d'alimens pris à une
température modérée, elles sont sûres de conserver
leurs dents saines, à moins qu'elles ne soient attaquées
d'un vice interne radical.

Si, chez les personnes avancées en âge, une dent, en
contact avec d'autres, vient à se carier, et qu'elle ne soit
pas encore dans un état qui en commande l'extraction,
il faudra la limer pour la séparer de ses voisines encore
saines. On préviendra, par ce moyen, la communication
de la carie. Mais toutes les fois qu'une dent sera détruite
au point de n'être plus qu'un chicot, il faudra l'extraire;
car, non-seulement ses débris inutiles porteraient la
contagion à d'autres dents, mais ils produiraient des
ulcères aux gencives , et occasionneraient d'autres
maladies aux alvéoles.

La carie, autant que j'ai été à même d'en juger, n'est
pas une maladie particulière à tel âge, à tel tempérament
ou à tel état du sujet. Les enfans y sont fort exposés : elle
détruit souvent toutes leurs temporaires; j'en ai vu trois
qui avaient été tellement tourmentés par le mal des dents,
qu'avant qu'ils eussent atteint leur cinquième année, on
avait été obligé de leur en extraire la plus grande partie.

Cette maladie se manifeste chez les personnes les plus robustes comme chez les plus délicates. Des nosologistes ont pensé que des dents saines, très-blanches et transparentes, étaient le signe caractéristique d'une disposition à la phthisie. Mais cela ne peut être considéré que comme un cas accidentel, et non comme une règle générale, puisqu'un grand nombre d'individus qui succombent à cette maladie, et surtout à un âge avancé, ont perdu la plupart de leurs dents. Ce que disent ces nosologistes ne peut donc s'appliquer qu'aux personnes d'une complexion faible, qui, malheureusement et souvent dans notre climat, sont souvent victimes de la consomption. Chez elles la transparence des dents provient de ce que les matières terreuses n'y sont pas combinées en assez grande quantité avec les substances animales.

M. Hunter pensait que chez un individu âgé de plus de cinquante ans, les dents n'étaient plus sujettes à la carie. Mais sur ce point on ne peut se former une opinion certaine. J'ai vu des personnes qui étaient parvenues à cet âge, et même à celui de soixante ans, sans avoir éprouvé de maux de dents, et à qui on a été obligé depuis d'en extraire plusieurs pour les délivrer de l'extrême douleur que leur causait une inflammation occasionnée par la carie. Il ne faut pas considérer la perte prématurée des dents, prise en elle-même, comme l'indice d'une courte vie. On a vu des vieillards très-vigoureux

qui les avaient perdues toutes dès l'âge de trente ou
de quarante ans.

J'ai exposé ci-dessus les causes de la carie, et décrit
ses progrès destructeurs ; il faut maintenant parler des
symptômes de l'inflammation qui accompagne ordinairement cette maladie et des affections des parties contiguës qui en sont la conséquence accidentelle.

La douleur, appelée communément rage de dents,
est une des plus cruelles auxquelles nous soyons sujets :
elle est causée par l'inflammation de la membrane qui
revet la cavité.

La tuméfaction des parties est la suite ordinaire de
l'inflammation. Elle est elle-même suivie de la diminution de la douleur dont le degré est proportionné à
la résistance et à la compression que les vaisseaux
enflammés éprouvent de la part de ce qui les environne ;
aussi ai-je toujours vu que l'inflammation était moins
douloureuse dans une partie qui pouvait être facilement
distendue, que dans celles qui se trouvaient sous une
membrane, ou sous un tendon roide. Dans le premier
cas, les symptômes de l'irritation étaient à peine percep-
tibles, dans le second, la constitution était considérablement affectée.

Comme la membrane de la dent est située dans une

cavité osseuse qui n'est pas susceptible de distension, on doit conclure des remarques ci-dessus que l'inflammation, y éprouvant un obstacle insurmontable, doit causer une douleur extrêmement aiguë. Quelquefois la carie n'est accompagnée d'aucune espèce de douleur : la dent se décompose graduellement jusqu'à ce qu'elle soit entièrement détruite, et la gencive devient alors tout-à-fait molle, on dirait même que la dent a été extraite.

En général, on n'éprouve point cette douleur aiguë, dite la rage de dents, avant que la carie n'ait fait quelques progrès. Il est difficile de décrire avec précision une attaque de cette maladie qui se fait sentir de mille manières différentes. Quelquefois elle se déclare par une douleur soudaine qui s'élance de la dent dans toute la tête et qui est assez forte pour causer souvent l'évanouissement. J'ai vu plusieurs exemples de cette espèce d'accès, et les malades qui n'avaient éprouvé cette vive douleur qu'un moment, en redoutaient extrêmement le retour. Ils mettaient même tant d'empressement à se faire extraire la dent, qu'à peine donnaient-ils le temps de préparer l'instrument ; et après l'opération, ils assuraient que la douleur qu'elle leur avait causée n'était pas comparable à celle qu'ils avaient endurée pendant l'accès.

Plus communément cette douleur est d'abord légère,

et ne se fait sentir que par intervalles. Elle est alors occasionnée par le froid, ou par la pression d'une substance étrangère, telle qu'une croûte , un pépin , ou quelqu'autre chose qui, ayant pénétré dans la dent cariée, y cause généralement un grand malaise. On soulage cette espèce de douleur par un peu de teinture d'opiat, et souvent elle se calme d'elle-même. On peut en prévenir le retour en remplissant la cavité de la dent d'une substance assez dure pour empêcher que quelques parcelles des alimens n'y pénètrent, et pour résister à l'humidité et à la chaleur de la bouche. On s'est servi de cire , de gomme et de mastic ; mais ces matières se dissolvent et se détruisent trop vite pour convenir dans cette circonstance. Autrefois on introduisait dans la dent une feuille de plomb ; mais l'emploi de ce métal doit être interdit dans ce cas : il contient des principes délétères , et tout porte à croire que , dissous par la menstrue qui se trouve dans la salive, il peut occasionner des douleurs dans l'estomac, et produire d'autres effets dangereux. On ne doit faire usage , dans le cas dont il s'agit, que de substances insolubles ou de celles qui , étant solubles , ne contiennent aucun principe malfaisant. Une feuille d'or convient parfaitement. On se sert avec un avantage à-peu-près égal d'une feuille d'étain pur. Ce dernier métal, à la vérité, ne résiste pas aussi long-temps que le premier ; la salive le dissout, mais il ne contient rien de nuisible à notre constitution.

Par ce moyen, on empêche l'air et toute particule d'aliment de s'introduire dans la cavité, on retarde le progrès de la carie, on prévient le retour de la douleur, et on conserve la dent pendant plusieurs années.

Si l'on n'a rien fait pour empêcher le retour de la rage des dents, elle devient si violente et si constante, qu'elle trouble l'esprit et rend incapable ceux qui l'éprouvent de se livrer à leurs occupations ordinaires. Alors il faut sans différer recourir à l'extraction.

Rien, peut-être, n'inspire plus de crainte à certaines personnes que l'idée de cette opération, et cet effroi donne lieu souvent à de tristes conséquences. L'inflammation, qui provient de la dent, affecte les parties contiguës; les gencives, les tégumens se tuméfient et se gonflent à un point extrême. L'enflure devient quelquefois telle, que la bouche ne peut s'ouvrir, et que l'œil se ferme; dans d'autres cas, elle gagne le cou, et les symptômes d'une irritation générale se manifestent.

D'autres fois il arrive que l'inflammation et la tuméfaction diminuent, et que la résolution s'opère; mais cela n'a guère lieu sans suppuration. Assez souvent, après l'écoulement de la matière, la douleur cesse; mais la dent malade est restée, et le moindre froid peut faire reparaître tous les symptômes. Toutes les fois qu'il y a inflammation de gencives, il y a aussi affection des cloisons alvéolaires, et souvent elles sont détruites par l'absorption. Si la matière s'est formée deux ou trois fois sur les racines, l'absorption aura fait tant de progrès sur l'alvéole que la dent deviendra vacillante et causera, dans cet état, une douleur si violente que le malade sera obligé de recourir à l'extraction, seul moyen d'opérer sa guérison. L'inflammation est quelquefois si forte qu'elle s'étend à la substance des os de la mâchoire, et même y cause une mortification partielle. La douleur qui naît de l'exfoliation, la difformité qui en est la suite, devraient nous avertir de nous mettre en garde contre cet accident.

La douleur qui provient de l'inflammation de la membrane d'une dent cariée, n'est pas de la même espèce chez tous les individus ; elle varie non-seulement dans son intensité, mais encore dans la sensation qu'elle excite, et cela paraît dépendre de quelques particularités de la constitution.

Beaucoup de personnes décrivent la rage de dents comme une douleur rongeante qui n'arrive pas au point d'être aiguë, mais qui, toujours constante, n'admet qu'un soulagement passager qui rend le corps et l'esprit incapables d'aucun exercice. Chez d'autres, elle se déclare par un accès subit et une douleur vive, comme si la mâchoire était traversée par un instrument aigu. Cet accès se fait sentir par intervalle : on l'attend avec une anxiété aussi pénible que la douleur elle - même. Chez d'autres enfin, il est périodique et a quelques heures de relâche. Dans tous ces cas, on a employé *l'écorce* avec quelque succès ; mais à la longue, la patience étant épuisée par la continuité de la peine, il a fallu recourir à *l'extraction*, qui est l'unique remède.

Quelquefois la douleur, suivant le cours des nerfs, se porte à la joue, monte jusqu'à la tempe et se répand dans toute la tête. Quand elle prend sa source dans une des dents de sagesse de la mâchoire inférieure, il arrive souvent que le malade ne peut pas dire si elle a son siége dans l'oreille ou dans la dent elle-même. Quand c'est dans une de celles qui appartiennent à la mâchoire supérieure, j'ai observé qu'elle occasionnait une foule de sensations confuses : communément le malade supposait que son siége était dans la première ou seconde molaire, et ce n'était qu'avec peine qu'on parvenait à lui persuader que c'était la dent de sagesse qu'il fallait extraire.

Ces douleurs sympathiques occasionnées par les dents cariées, proviennent de la connexion intime qui existe entre les branches de la cinquième et celles de la septième paire de nerfs. La douleur que cause à l'oreille l'inflammation d'une dent de sagesse, est due à l'union de la branche linguale, qui est de la cinquième paire, avec un filament nerveux de la septième, qu'on appelle corde du tympan, dans la cavité duquel il pénètre et arrive ensuite au côté interne de cette cavité. La douleur sympathique que l'oreille éprouve, n'est pas le seul effet connu de la connexion des branches de ces deux paires de nerfs; il en résulte encore cette sensation désagréable, nommée *grincement des dents*, que nous éprouvons lorsque des sons aigus et discordans frappent notre oreille. On soupçonne encore que cette maladie des nerfs, connue sous le nom de *tic douloureux*, a son siége dans les dents.

On trouve dans les recherches et les archives médicales un excellent mémoire de M. *Haigton*, sur ce sujet. Ce docteur dit que cette maladie affecte la cinquième et la septième paire de nerfs, et il rapporte plusieurs exemples de personnes qui, en étant affligées, s'étaient soumises à l'extraction d'un grand nombre de dents, avant de connaître la véritable cause de leurs douleurs. J'ai moi-même eu occasion de faire des observations sur quelques faits semblables. Je vais rendre compte de l'un d'eux, pour faire sentir l'utilité remarquable dont a été l'opération que recommande le docteur *Haigton*. Un gentleman d'un certain âge, voulant se faire extraire plusieurs chicots de la mâchoire supérieure, s'adressa à moi, en m'assurant qu'ils le faisaient extrêmement souffrir. Je procédai à l'opération sans faire d'autres recherches. Le lendemain il revint et m'engagea à lui extraire les dents qui lui restaient du même côté de cette mâchoire ; il dirigeait surtout mon attention sur deux molaires qui me parurent très-saines l'une et l'autre. Je voulus savoir alors de quel genre était sa douleur ; il me dit qu'elle se manifestait par intervalles depuis deux ou trois mois ; que d'abord elle avait été légère et qu'ensuite elle était devenue aiguë, au point de le faire évanouir ; qu'assis il était tranquille : mais que s'il parlait avec vivacité ou prenait des alimens qui exigeassent de la mastication ; que s'il marchait vîte, ou était ébranlé par le mouvement d'une voiture, elle revenait le tourmenter aussitôt ; se portait sur la joue, sur les dents, affectait tout un côté du visage, comme s'il eût été frappé par un coup électrique. J'eus occasion de le voir pendant deux ou trois de ces pénibles attaques. Au moment même où il me peignait son mal, je le vis saisi d'un accès si violent, qu'il fut obligé de s'arrêter tout court et que l'eau découlait de ses yeux. En comparant son discours avec ce que je voyais, je fus convaincu que sa douleur était causée par une maladie de la branche suborbitaire de la cinquième paire de nerfs.

J'offris de l'accompagner chez M. Atsley Cooper, pour connaître l'opinion de ce docteur. Nous ne fûmes pas plutôt en voiture, qu'une secousse lui causa une nouvelle attaque. M. Cooper, après avoir entendu ce qu'on vient de lire, partagea mon opinion et y fut confirmé par une nouvelle attaque du gentelman, occasionnée par le seul frottement à rebours d'un poil de sa barbe. Il ordonna conséquemment une opération à laquelle le malade se soumit, et qui fut exécutée sur-le-champ.

Le nerf fut complètement divisé et privé du pouvoir de remuer un côté de la lèvre qui resta paralisé. Mais la plaie fut guérie au bout de quelques jours, et le gentelman n'éprouva plus de douleurs; il put manger avec plaisir, prendre de l'exercice sans crainte, et il éprouva une si grande satisfaction d'être délivré de ses souffrances, qu'il ne parlait jamais de cet événement, sans verser des larmes de joie.

Quelquefois on est attaqué d'un violent mal de dent, sans pouvoir indiquer celle qui est la cause de la douleur. On en désigne une qui est saine, et n'a pas même de connexion avec le siége du mal, que souvent on suppose dans une mâchoire, tandis qu'il est dans l'autre.

Dans tous les cas, où il existe quelque doute, avant d'opérer l'extraction, le chirurgien doit examiner les dents avec beaucoup d'attention, les frapper l'une après l'autre avec le bout d'une paire de ciseaux, pour reconnaître qu'elle est la plus sensible; car il peut arriver souvent que dans l'état d'inflammation, la sensibilité d'une dent soit telle, que le plus petit coup lui cause de la douleur. Si cette précaution ne suffit pas, ce qui arrive lorsqu'il y a plusieurs dents cariées, alors on introduira avec beaucoup de soin une sonde, ou la pointe d'un instrument courbé en forme de crochet dans chacune d'elle. Par ce moyen on touchera le nerf à découvert de celle qui cause de la douleur, et l'impression qu'éprouvera le malade indiquera au chirurgien que c'est là qu'il doit opérer.

Je vais maintenant indiquer les modes des traitemens qui conviennent aux divers degrés de carie. On a vu plus haut, qu'en tenant la cavité de la dent toujours complètement bouchée, on retardait la marche du mal et que l'on préservait le malade de la douleur. Mais ce moyen utile ne peut être employé lorsque la cavité n'est ni assez profonde, ni située d'une manière favorable pour retenir la feuille d'or. Si la carie agit sur le côté d'une dent en contact avec une autre, cas dans lequel le malade dit qu'elle est entre deux dents, il est très-difficile et souvent impossible de boucher la cavité : de petites parties d'aliment s'y logent et on ne les en tire que difficilement. Pour pouvoir les en tirer au moyen d'un cure-dent, il conviendra d'agrandir l'ouverture avec une bonne lime que l'on fera, autant que possible, agir sur la partie cariée. Si le mal n'a pas fait de grands progrès, on le suspendra pour plusieurs années, et surtout on préservera la dent voisine de la contagion, si elle n'est pas encore attaquée.

Cette opération n'est pas toujours suivie du succès. Il est des cas où la marche de la carie est si rapide, que rien ne peut l'arrêter. Il en est d'autres où la lime ne peut être employée et où son application entraîne de grands inconvéniens et même est impraticable.

Dans la première partie de cet ouvrage, pages 64 et 65, j'ai décrit les funestes effets qui résultent ordinairement d'un trop grand rapprochement des incisives, et j'ai indiqué le moyen de le prévenir. Si on a négligé de l'employer jusqu'à l'âge adulte, on ne pourra séparer ces dents que par l'emploi d'une lime très-mince. La carie s'y déclare ordinairement sur le côté par de petites taches noires. Si elle s'y est formée de la manière indiquée, planche II, figure 1, on fera usage d'une lime assez épaisse, pour séparer les dents, comme on le voit à la figure 2; et s'il n'y en a qu'une d'atteinte, pour qu'aucune partie de l'émail de celle qui est saine ne soit enlevée, cet instrument sera poli d'un côté.

En cas que la carie ait fait de grands progrès, il faudra se servir d'une lime ronde, que l'on placera dans la bouche obliquement, de manière à ne pas attaquer la partie antérieure des dents, et l'on cessera l'opération, dès qu'on s'apercevra qu'elle devient douloureuse; car si l'on venait à mettre le nerf à découvert, on exposerait le malade à une attaque prochaine de la rage des dents. Il faut limer

doucement, peu à la fois, et continuer ainsi jusqu'à ce
que la carie soit entièrement extirpée. On fera appliquer
de l'esprit de vin de temps à autre, sur les parties
atteintes, cela les endurcira et diminuera la sensibilité....

Mais si la carie était arrivée jusqu'à la cavité de la dent,
il faudrait renoncer à l'emploi de la lime, et tâcher d'arrêter les progrès du mal, en bouchant le trou par le
moyen d'une feuille d'or.

Les moyens auxquels on a recours pour diminuer la
douleur que produit l'inflammation de la membrane,
n'ont pas toujours le même succès. Tel soulage l'un, qui
ne soulage pas l'autre.

Toutes les fois que la douleur n'est pas accompagnée
d'une affection de gencives ou de l'alvéole, les remèdes
qui tendent à diminuer la sensibilité nerveuse, sont utiles.
L'opium solide ou en dissolution, le camphre, l'huile
essentielle de girofle ou de thim, les acides concentrés, etc.,
introduits dans la cavité, ont souvent un heureux succès
quand on les employe à propos.

Aucune des douleurs auxquelles nous sommes sujets
n'éprouve l'influence des passions, telles que la crainte
et l'espérance, autant que la rage des dents : cela peut
paraître extraordinaire, mais n'en est pas moins vrai. Les

malades en font souvent l'expérience et les chirurgiens peuvent attester que, chez presque tous les individus, la douleur cesse au moment où ils vont se soumettre à l'opération de l'extraction.

Beaucoup d'empiriques ne manquent pas de profiter de cette circonstance, pour persuader aux ignorans qu'ils calment la douleur par des charmes, ou des secrets particuliers, à la puissance desquels ils attachent ce qui n'est que l'effet momentané de la crainte ou de l'espérance.

La brûlure de l'antihelix de l'oreille est un de leurs moyens de charlatanerie. Je ne daignerais pas en parler, si elle n'avait pas été un remède populaire, si autrefois, et dernièrement encore, on ne l'avait pas recommandée dans un ouvrage périodique. La moindre connaissance des nerfs qui aboutissent aux dents suffit pour prouver que la division d'une partie de l'oreille, quelle qu'elle soit, ne peut détruire la connexion qui existe entre elle et les principales branches qui passent au cerveau.

L'avantage fugitif que l'on tire de cette formidable opération, n'est donc que le résultat de l'impression que fait la crainte sur celui qui la subit.

S'il arrive que la partie cariée d'une dent soit très-sensible et que la douleur ne soit pas constante, mais seulement l'effet de quelque cause d'irritation, on peut la faire cesser en détruisant cette partie à l'aide d'un caustique; car le cas est absolument semblable à celui d'un ulcère irritable.

M. Abernethy est le premier qui m'ait indiqué ce moyen dont il s'est, dit-il, servi avec succès. Je l'ai trouvé moi-même très-avantageux. Dans cette opération, il faut d'abord nettoyer la cavité avec une petite pièce de lin, ou de coton; ensuite avec la pointe d'un pinceau de poil de chameau, on y introduira, quand on s'apercevra que la sensibilité a cessé, une dissolution caustique, que l'on étendra sur toute la surface cariée. On empêchera, par le moyen d'une lame d'or, l'air de s'introduire dans la dent, que l'on conservera ainsi pour long-temps.

On a souvent essayé de détruire le nerf par un cautère actuel, en le touchant avec un fil de métal ardent; mais j'ai rarement vu cette opération réussir : elle est toujours très-douloureuse et quelquefois elle augmente l'inflammation. Je crois donc qu'il ne faut jamais y avoir recours. En général toutes ces cautérisations sont d'un succès fort incertain, et quand on en n'obtient pas un prompt soulagement, il faut se décider à souffrir une fois pour toutes, en se faisant extraire la dent.

Sachant qu'un nerf une fois divisé ne se réunit qu'après un laps de temps considérable; j'en avais conclu qu'en divisant celui qui, de la branche principale, se rend à

une dent malade, je parviendrais à la conserver et à la
préserver de douleur. Dans cette vue, par l'opération
ordinaire de l'extraction, j'élevai assez la dent dans son
alvéole, pour être certain d'avoir rompu le nerf et les
vaisseaux qui pénètrent les extrémités des racines. Je
la replaçai ensuite avec la précaution de l'assujettir
fortement.

Regardant ce moyen comme infaillible, je l'ai recommandé et je l'ai employé plusieurs fois. Je me flattais
même d'avoir réussi. Mais bientôt je me vis trompé dans
mes espérances. Plusieurs de ceux sur qui j'en avais fait
l'essai, sont venus, au bout de quelques semaines, se
plaindre de nouvelles douleurs, et me presser d'extraire
la dent complétement. Ils ne souffraient pas, à la vérité,
aussi vivement qu'avant l'opération, mais la dent devenue
sensible, se trouvait poussée hors de l'alvéole, de sorte
que quand la bouche se trouvait fermée, la pression de la
mâchoire supérieure occasionnait une grande souffrance.

Après l'extraction complète, j'ai trouvé les racines couvertes d'une grande quantité de limphe coagulée. J'en ai
conclu qu'on ne pouvait attendre des succès de cette
opération, qu'autant que l'union intime des racines et de
l'alvéole aurait lieu comme je l'avais d'abord présumé;
mais que si la moindre inflammation amenait l'épanchement de la limphe, il en résultait un épaississement du

périoste, et, par suite, le repoussement de la dent qui oblige à l'extraire complétement. Depuis, je ne me suis déterminé à cette opération que dans le cas d'une carie fort légère, et j'ai toujours eu soin de prévenir le malade qui voulait bien, pour conserver sa dent, se soumettre à cette expérience, que je n'en garantissais pas le succès, et que j'étais loin de la croire certaine, quoique souvent elle eût été heureuse.

Quoique très-sujettes à se carier, les incisives supérieures occasionnent rarement la rage des dents. Mais quand cela arrive, je recommande toujours l'extraction avant qu'il soit survenu d'inflammation à la gencive. On peut alors facilement enlever la partie cariée, remplir la cavité avec une feuille d'or, et replacer la dent dans l'alvéole. La forme de la racine, qui est droite et conique, fait que cette opération réussit presque toujours. La dent se fixe parfaitement et sert à l'articulation des sons et à l'ornement de la figure.

Les autres maladies des dents qui, comme je l'ai dit, ressemblent à celles des autres os, comme l'*exostose*, la *nécrose* et la *spina ventosa*, diffèrent essentiellement de la carie, tant sous le rapport de la partie qu'elles affectent d'abord, que sous celui de la douleur qu'elles causent. Dans ces sortes de maladies, les affections morbifiques des gencives se communiquent ordinairement aux alvéoles.

DE L'EXOSTOSE DES RACINES.

Le gonflement des os, qui est le résultat d'un dépôt de matière si compacte, qu'elle ressemble à l'ivoire, est une des espèces d'*exostoses* : c'est à ce genre de maladie que les racines des dents de quelques personnes sont sujettes. La cause de ce gonflement est fort obscure. Il s'opère avec lenteur ; c'est pourquoi il ne devient douloureux que quand il a acquis un volume considérable.

Quelquefois cette maladie existe lorsque les couronnes sont encore parfaitement saines. Dans d'autres cas elle paraît être l'effet d'une inflammation indolente, provenant de la carie du corps de la dent et qui s'étend jusqu'aux racines. Jamais elle ne cause de suppuration, et la gencive continue à être en bon état. Quand la douleur se déclare et qu'aucun moyen ne peut la soulager, il faut recourir à l'extraction. Cependant quand les dents paraissent saines, il faut avoir soin de ne pas prendre une simple affection rhumatismale des os de la mâchoire pour cette maladie.

Dans la planche I, figure 12, deuxième partie, on voit deux dents, l'une est la première molaire d'un côté de la mâchoire inférieure, et l'autre sa correspondante de l'autre côté. Je les ai extraites à une dame qui se plaignait depuis fort long-temps d'une douleur dont elle rapportait le siége à chacune de ces dents. Elle la désignait comme un mal semblable à la sensation rongeante d'un rhumatisme et qui, se faisant sentir sans interruption, avait épuisé sa santé et son courage. Les gencives et les dents paraissaient très-saines et l'on croyait la douleur rhumatismale. On avait employé tous les remèdes que l'on avait jugé convenables. On avait appliqué la lancette aux gencives, mis des vésicatoires derrière les oreilles. Tout cela et les soins d'un habile praticien n'avaient procuré à cette dame aucun soulagement. Elle se décida enfin à faire extraire ces deux dents. Je fus appelé, et comme je les trouvais saines, j'eus de la peine à me déterminer à faire cette opération. Mais quand l'une des dents eut été extraite, la cause de la douleur fut évidente. Toute la surface des racines était gonflée par l'addition irrégulière d'une quantité de matière osseuse. Il ne fut pas alors difficile de me déterminer à faire l'extraction de l'autre ; et après l'opération, elle présenta la même défectuosité que la première. On vit alors que ce gonflement des racines avait produit une distension considérable des cavités alvéolaires, ce qui était la cause de la douleur. Cette dame fut sur-le-champ soulagée, sa santé se rétablit, sa vivacité revint à la grande satisfaction de sa famille, qui s'était privée de sa société, à cause de son excessive irritabilité nerveuse.

Les personnes chez lesquelles cette maladie a affecté des dents déjà cariées, n'ont point éprouvé de douleurs

aiguës, mais un mal qui a fini par n'avoir point d'interruption. La dent a été poussée hors de la gencive, au point
qu'elle paraissait loin de sa situation naturelle, lorsque la
bouche était fermée, ce qui rendait la mastication pénible.
Après l'extraction, on trouva les racines gonflées, comme
les représente la figure 13, planche I, deuxième partie.

Quelques personnes pourront attribuer cet état des
racines à un vice originel; mais comme il diffère essentiellement de toutes les défectuosités que présentent les
racines recourbées ou mal formées des dents non malades, on ne peut en voir la cause que dans une action
morbifique, qui occasionne un dépôt osseux, comme
dans tous les cas de l'exostose.

Cette maladie s'est présentée avec des circonstances
vraiment extraordinaires chez une lady, à peine âgée
de 20 ans. La lettre suivante du chirurgien qui la soignait
et qui me l'a adressée, en offre tous les détails.

9 novembre 1809.

Monsieur,

« Miss..., jeune dame, qui vous remettra cette lettre,
a été confiée à mes soins pendant à-peu-près un an, pour
une douleur extraordinaire qu'elle ressentait à la face,
aux dents et aux gencives. Cette douleur établit d'abord

son siége à la face, en se confinant principalement d'un côté. Elle revenait presque tous les matins vers les cinq heures. Les choses demeurèrent en cet état pendant plusieurs mois, avant que cette dame ou ses amis crussent devoir appeler les secours de l'art.

« La première fois que je la vis, elle avait beaucoup souffert, tout le jour, des dents, des gencives et à la face. Les gencives étaient gonflées et enflammées d'un côté, et comme il y avait une dent légèrement cariée, je crus qu'il était convenable de l'extraire. La douleur cessa jusqu'au lendemain, qu'elle revint avec une telle violence, que cette dame voulut qu'on lui fît encore l'extraction de la dent voisine qui, selon elle, lui faisait plus de mal que les autres.

« Cette opération fit encore cesser la douleur pendant le reste du jour. Mais elle revint le lendemain avec autant de violence que la première fois. Je crus alors, après avoir sacrifié les gencives, devoir faire l'essai d'une lotion froide à la face, et je donnai un fort purgatif que je fis suivre d'un opiat. Mais ce régime n'ayant pas diminué la douleur, je le remplaçai au bout de quelque temps par une fomentation et un cataplasme doux. J'appliquai aux gencives tantôt une figue, tantôt une croûte de pain trempée dans du lait chaud : et toutes les quatre heures la malade prenait une dose saline et d'opiat. Ces remèdes n'eurent pas plus de succès que les premiers. La douleur des dents et de la face continua, les gencives s'ulcérèrent, et dans le cours de six mois, je me vis forcé d'extraire toutes les dents de la mâchoire inférieure, à l'exception des incisives, qui ne tardèrent pas à être affectées de la même manière que les autres. Les amis de la malade s'opposaient à leur extraction : j'essayai tous les remèdes imaginables : les sangsues, les vésicatoires permanens à la mâchoire inférieure et derrière les oreilles, les lotions astringentes : comme les infusions de roses dans la teinture de myrrhe, les décoctions d'écorce de chêne, les dissolutions d'alun, de jus de limon, les bains de mer. Je fis un seton au cou, un cautère au bras, et j'usai d'autres moyens intérieurs qu'il est inutile de rappeler.

« La malade prit intérieurement force purgatifs, d'abord le calomel avec l'antimoine, ensuite le calomel seul en petite dose, pour amener la salivation. J'employai la solution minérale : *solut.*, calc. muriat., l'écorce avec l'acide nitrique, le jus de limon en forte quantité, la teinture d'opium jusqu'à soixante gouttes, quand la dame était au lit, et à plus petites doses dans le cours de la journée; la ciguë, etc., etc. : tout cela fut administré par l'ordre d'un médecin habile, et n'aboutit qu'à produire un soulagement momentané. Les dents de la mâchoire supérieure furent bientôt elles-mêmes attaquées. Les paupières d'un œil ont été fermées pendant deux mois, et la malade ne pouvait discerner les objets qu'imparfaitement, quand elles se sont r'ouvertes. La sécrétion de la salive a été quelquefois si abondante, qu'elle coulait même quand la bouche était fermée. Cette dame se rend à Londres pour vous consulter, d'après le conseil que je lui en ai donné. »

Je suis, Monsieur, votre obéissant serviteur,

T. S.

Cette lettre ne se borne pas à la description affligeante de la maladie; mais elle fait voir que tous les remèdes employés jusqu'alors avaient été sans succès, et qu'on ne devait en attendre aucun d'un pareil traitement.

Lorsque je vis cette dame, elle ne pouvait prendre que des alimens liquides. Les dents de sa mâchoire supérieure étaient si sensibles, que le plus léger attouchement leur causait une douleur extrême. Le flux de la salive était si considérable, qu'elle était continuellement obligée de s'en débarrasser.

Elle se disait certaine de ne jamais guérir, à moins que l'on ne fît l'extraction de toutes ses dents. Je voulus cependant essayer de la soulager sans recourir à ce terrible expédient, qui doit être regardé comme le dernier.

Le docteur Babington et M. Cline, qui furent consultés, ordonnèrent un vésicatoire à la tête, qui serait entretenu avec *l'eratum sabinæ*. Ce moyen ne produisit aucun soulagement. La douleur de la bouche et des dents, l'irritation générale de la constitution, tout commandait l'extraction de la première molaire supérieure, située sous l'œil, dont les paupières s'étaient fermées, et qui semblait être le siége du mal. Les racines de cette dent étaient fort gonflées, paraissaient cartilagineuses, et le périoste était considérablement épaissi. L'opération produisit un grand bien; l'œil fermé s'ouvrit deux jours après, en même temps que l'autre. Mais ce bien fut de courte durée; les autres dents étaient toujours très-douloureuses, et la malade se décida à les faire toutes extraire les unes après les autres, et successivement de trois jours en trois jours. Les racines de celles qui lui avaient causé le plus de mal étaient aussi les plus tuméfiées, et toutes étaient plus ou moins affectées de l'exostose.

A chaque opération elle éprouvait un si grand soulagement, qu'elle eut la constance de la laisser répéter jusqu'à ce que sa bouche fut dégarnie de toutes ses dents. Après quoi, il y eut exfoliation de quelques parties de cloisons alvéolaires, et l'on fut obligé de sacrifier les gencives. J'ai le plaisir de pouvoir dire que le résultat de ces extractions successives fut le rétablissement, sinon complet, au moins très - remarquable de la santé de cette dame, et que la marche des autres actions morbifiques fut arrêtée, car son autre œil commençait à s'affecter au point qu'à peine elle en voyait assez pour se conduire dans sa chambre ; mais maintenant elle paraît guérie , à ma grande satisfaction. Les dents extraites ont été remplacées par une série de dents artificielles, et, depuis douze mois, elle a l'avantage bien consolant de s'en servir.

DE LA NÉCROSE DES DENTS.

L'os, ou la portion de l'os qui a entièrement perdu son principe vital, se trouve précisément dans l'état des parties molles affectées de la gangrène : on ne peut plus en espérer la guérison; tout ce qui l'environne s'enflamme, et il y survient une action qui tend à séparer la partie morte de la partie vivante. Si la racine d'une dent est privée de vie, toute la dent devient elle-même un corps étranger; et comme, dans l'os, la guérison de la *nécrose* dépend de l'exfoliation de la partie morte, dans une dent, elle ne peut être le résultat que d'une extraction complète.

Cette maladie attaque ordinairement les dents encore exemptes de carie, et, plus particulièrement, celles du devant de la bouche ; les autres en sont rarement atteintes. Dès que la racine d'une dent est dénuée de son principe vital, l'alvéole s'enflamme, la gencive prend une couleur rouge foncé, son tissu se détend, et la suppuration s'y établit. Quelquefois l'écoulement a lieu par deux ou trois trous, vers le milieu ou l'extrémité de la racine. D'autres fois la matière s'échappe vers le collet de la dent. Dans tous les cas, on éprouve de la douleur, et cette suppuration est très-désagréable.

Pendant les progrès de la maladie, l'alvéole s'absorbe, la dent devient vacillante; ce qui cause toujours de grands inconvéniens.

Dans le principe du mal, la scarification des gencives peut produire un grand bien : la perte du sang diminue l'inflammation : des coups de lancette répétés peuvent donc arrêter les progrès de la maladie pour un temps considérable, et contribuer à la conservation des dents antérieures dont la perte est toujours très-redoutée et très-désagréable. Mais dès que la dent est devenue vacillante, et surtout quand à la gêne qu'elle cause, on s'aperçoit qu'elle n'est plus qu'un corps étranger, le meilleur parti est de l'extraire. Après l'opération, l'écoulement cesse, et la gencive ne tarde pas à se rétablir. On trouve la racine de la dent très-rouge, ou quelquefois d'une couleur sombre, telle que le brun, le verd très-foncé, et le noir.

La planche II, deuxième partie, offre plusieurs dents qui ont cette apparence.

DE LA MALADIE

QUI RESSEMBLE A LA *SPINA VENTOSA.*

La maladie qu'on désigne par le nom de *spina ventosa* a pour principe un abcès formé au centre de l'os, qui, procédant par ulcération rouge les parties intérieures, vient directement aboutir à l'extérieur, où il produit une tumeur.

Les incisives et les cuspides de la mâchoire supérieure sont, selon mes observations, les seules de nos dents qui soient sujettes à cette maladie. Les effets qu'elle produit sur les gencives et les alvéoles, sont semblables à ceux de la *nécrose.* Son siége est dans la cavité de la dent : elle y donne aux vaisseaux une action morbifique d'où résulte l'épaississement de la membrane sur laquelle ils se ramifient. Quelques parties internes de la dent s'absorbent, et l'orifice s'agrandit à l'extrémité de la racine. L'épaississement de la membrane est toujours suivi de la formation d'une matière qui suinte de la pointe de la racine dans l'alvéole. Celle-ci, devenue plus poreuse par les progrès de l'absorption, donne au pus un passage facile. La gencive qui recouvre la cloison alvéolaire, ne tarde pas à s'enflammer; son tissu devient spongieux; elle est dans un état constant de maladie; la matière filtre à travers , coule dans la bouche avec abondance et répand une odeur fétide qui affecte continuellement l'organe du goût. Enfin les progrès de l'absorption de l'alvéole sont portés à tel point , que la dent devient vacillante.

Après l'extraction, j'ai trouvé assez ordinairement la membrane attachée à l'extrémité de la racine de la dent, gonflée à l'intérieur, rude et écailleuse à l'extérieur. Pendant les progrès de la maladie, le corps de la dent change d'apparence, et il prend une couleur sombre.

La scarification des gencives à plusieurs reprises, des lotions de la bouche avec de l'eau de rose dans une teinture de myrrhe, sont le seul traitement qu'on doive suivre , et qui puisse produire quelque soulagement ; mais il ne faut pas en attendre une guérison complète; l'extraction de la dent est le seul remède radical ; on y recourera dès que les gencives paraîtront affectées ; car si on laisse croître le mal, il s'aggravera au point de produire l'absorption des alvéoles des dents voisines dont la destruction sera la suite inévitable.

DE LA DESTRUCTION DE L'ÉMAIL PAR LA DÉNUDATION.

Cette maladie occasionne toujours la perte d'une partie de la substance des dents, mais les changemens qu'elle y produit ne ressemblent point à ceux qui sont le résultat de la carie. Elle se borne à dépouiller la couronne de son émail par une dissolution ou une abrasion graduelle, sans y causer ni d'amolissement, ni d'inflammation. Elle attaque les incisives beaucoup plus fréquemment que les autres dents, et j'ai toujours vu qu'elle bornait ses ravages à la surface extérieure.

D'abord l'émail de l'une ou de plusieurs des incisives s'amincit; et l'on dirait, à la petite dépression qu'on y remarque, qu'il a été creusé ou limé. La destruction de cette substance continue jusqu'à ce que l'os soit mis à nud; à mesure que s'avance cette dénudation, pour me servir de l'expression de M. Hunter, la dent change de couleur et jaunit : quand tout l'émail est détruit, une partie de l'os est elle-même détruite, et ce qui en reste devient d'un brun très-poli, et se maintient dans cet état pendant un grand nombre d'années.

J'ai vu des personnes dont les dents avaient été tellement ravagées que toute leur partie antérieure était détruite. Mais leur cavité naturelle n'étant pas à découvert, il semblait qu'une certaine épaisseur osseuse fut restée comme pour défendre cette partie délicate contre toute cause de douleur.

Quelquefois cette dénudation attendrit les dents, les rend très-sensibles au froid, et incapables de supporter l'usage des acides.

Il est difficile de donner dans une gravure une juste idée des effets de cette maladie : la figure 3 de la planche II, deuxième partie, présente ses premiers ravages, qui sont aussi les plus communs. Mais il est des cas où leurs traces sont si profondes, que l'on dirait qu'elles ont été produites par la forte application d'une lime ronde, qui aurait enlevé une partie considérable de la dent au-dessus du collet, sans cependant détruire le poli de la surface.

J'ai voulu représenter cette espèce de destruction dans la figure 4 de la même planche. Elle est remarquable aux collets des incisives des deux mâchoires et s'étend aux molaires qui, dans cette circonstance, participent toujours à la maladie.

La figure 5 représente deux cuspides, où l'on voit de profondes dépressions que l'on dirait aussi faites par une lime ronde.

Je ne saurais assigner une cause à cette destruction

de l'émail et d'une portion de la substance osseuse, d'autant moins qu'elle se borne à la partie qui n'est point soumise au frottement que les dents exercent l'une sur l'autre. Selon mes observations, les personnes les plus robustes et les plus délicates, y sont également sujettes. Mais comme elle ne paraît pouvoir dépendre que d'un principe capable de dissoudre l'émail, il serait possible que la salive eût, à cet égard, quelqu'influence ainsi que le frottement des lèvres.

Le seul moyen de prévenir les progrès rapides de cette maladie, est d'éviter tout ce qui peut y contribuer. Tels sont les acides en général. Il faut donc s'en interdire l'usage; et si l'on est obligé de les employer dans une médecine, on aura soin de se rincer la bouche et de se nettoyer les dents avec un linge, après l'avoir prise.

DE L'ALTÉRATION DES DENTS PAR LA MASTICATION.

Il est des personnes dont la bouche est tellement construite, et dont les dents sont si mal placées, que quand leurs mâchoires sont rapprochées, il arrive que leurs incisives, n'étant pas aussi longues qu'elles devraient l'être, les extrémités tranchantes de toutes les dents se rencontrent. C'est une dérogation à la règle générale suivie par la nature, et d'après laquelle les incisives de la mâchoire supérieure doivent, lorsque la bouche est fermée, couvrir une partie de la hauteur des incisives de la mâchoire inférieure en se portant en avant.

Quand cette conformation vicieuse de la bouche a lieu, le mouvement latéral des mâchoires est trop étendu ; il en résulte un plus grand frottement pendant la mastication, et les dents, agissant continuellement les unes sur les autres, s'usent mutuellement. Chez quelques personnes, cette altération a lieu également tout autour de la bouche ; mais chez celles qui ont pris l'habitude de ne mâcher que d'un côté, elle n'a lieu que sur les dents dont elles font constamment usage.

Ces instrumens de la mastication s'usent très-vite chez les individus qui en ont perdu un certain nombre dans leur premier âge. J'ai vu un gentleman chez qui les couronnes étaient entièrement abradées et à qui il ne restait plus dans les mâchoires que des racines au niveau du bord des gencives.

Les dents dans cet état d'altération sont très-sensibles. Le froid et les acides y excitent de la douleur ; mais elle n'est que passagère, parce que pendant le temps que les dents ont mis à s'user par leur frottement mutuel, il s'est passé dans leur cavité un phénomène qui a détruit leur irritabilité. Les vaisseaux ont reçu une nouvelle action, et ils ont déposé une matière osseuse, qui a obstrué toute la cavité. Cela peut se remarquer dans la bouche des personnes âgées, et c'est ce qui les rend moins sujettes à la rage des dents.

DE LA FRACTURE DES DENTS.

Les dents sont susceptibles d'être fracturées par le choc d'un corps étranger, soit qu'il provienne d'une rencontre imprévue, ou qu'il soit l'effet d'une mauvaise intention. Les incisives de la mâchoire supérieure sont les plus exposées à ces accidens dont les enfans, dans leurs jeux, sont souvent les tristes victimes. Quand on tombe sur le visage, les dents peuvent se heurter contre une pierre : d'autre fois un corps dur lancé peut venir les frapper. Dans certains jeux, une balle, que l'on n'a pas parée, peut leur porter un coup violent. Enfin il est mille occasions où les dents peuvent être fracturées. Dans la mastication même, l'action des muscles de la mâchoire inférieure est si forte, que la rencontre d'un corps dur, tel qu'une pierre, un esquille d'os, qui se trouverait dans les alimens, suffirait pour briser une dent parfaitement saine.

Le traitement à suivre dans ces sortes de cas doit se régler selon l'étendue du mal. S'il n'y a de brisé qu'une faible portion de la pointe de la dent, il suffira de polir avec une lime douce l'extrémité raboteuse. Rarement un accident de cette espèce est suivi de la carie; car si la dent n'y avait pas de disposition antérieure, on pourrait en enlever une partie, sans crainte de l'y exposer.

Les inconvéniens qui résultent d'une fracture, sont en raison de son intensité. S'il n'est resté pour couvrir la cavité qu'une partie d'os très-mince, la dent sera douloureusement sensible au contact de l'air froid. Encore ne tardera-t-il pas à se former un dépôt osseux qui protégera le nerf contre toute injure extérieure, et l'on pourra garder cette dent toute la vie, sans en éprouver le moindre mal. Mais si la cavité est mise à découvert on doit s'attendre à une inflammation de la membrane, et dans ce cas, le traitement à suivre dépendra de l'âge et de la situation du malade. S'il n'a que quinze ou seize ans, on fera bien d'extraire la dent : celles qui la touchent de chaque côté se rapprocheront par degrés, et dans un âge plus avancé cette perte ne sera plus remarquable.

On conçoit bien que je ne parle ici que des accidens qui arrivent aux dents permanentes. Les coups que reçoivent les enfans au-dessous de six ans, ne peuvent blesser que les temporaires. Quelquefois une ou plusieurs de celles-ci sont chassées hors de leurs alvéoles, et les parens ne manquent jamais de s'en alarmer. Mais dans ce cas l'accident survenu n'a fait que ce que l'art ou la nature auront faits un peu plus tard ; c'est donc à tort qu'on en conçoit de l'inquiétude.

Dans le cas où la cavité est mise à découvert chez une personne de quinze à seize ans, si on laisse la dent exister pendant long-temps, l'inflammation s'étendra à la racine et à l'alvéole ; il s'y formera un ulcère et il faudra toujours recourir à l'extraction.

Cet accident a des suites plus importantes chez une personne avancée en âge. La perte d'une dent donne à sa bouche un aspect désagréable et souvent altère sa prononciation.

La figure 9 de la planche III, deuxième partie, présente deux incisives centrales, fracturées par une chute. La figure 10 offre le côté postérieur de ces dents, dont la fracture a mis la cavité à découvert. Dans le cas d'une semblable fracture d'une ou de deux incisives, je conseille à l'homme de l'art, à qui l'on aura recours, avant que l'inflammation se soit manifestée, d'extraire les dents offensées, d'en nettoyer avec soin les cavités, qu'il remplira parfaitement d'une feuille d'or, et de les replacer ensuite dans les alvéoles, en les y assujettissant au moyen d'une ligature. Bientôt elles s'y fixeront d'une manière aussi ferme qu'avant, et resteront dans cet état pendant un grand nombre d'années, sans causer d'inconvéniens.

Si la fracture était aussi considérable que celle que présente la figure II, le malade n'aurait d'autre parti à prendre que de se soumettre à l'extraction de ses dents. Si cependant il ne voulait pas perdre ces utiles ornemens de la bouche, alors on limerait les restes des couronnes jusqu'au niveau de la gencive et des racines dans lesquelles, au moyen d'un pivot, on fixerait d'autres dents par les procédés qui seront indiqués plus loin.

Chez une personne encore jeune, une dent ébranlée par un coup, ne tarde pas à se raffermir, mais elle perd par degré sa blancheur, et prend une teinte bleuâtre.

Chez une personne avancée en âge, il se déclare ordinairement tout près de la racine une maladie qui peut affecter l'alvéole, rendre la dent vacillante et en nécessiter l'extraction.

Un jeune homme avait eu les deux incisives fracturées par une bale de jeu, comme on le voit à la figure 9. Comme les cavités de ces dents n'avaient pas été découvertes, on en lima les parties saillantes pour les mettre, autant que possible, sur la ligne des autres.

La figure 10 représente les parties postérieures des deux incisives centrales fracturées chez un autre jeune homme, par le choc d'une pierre, ensuite d'une chute sur le visage. L'orifice de la cavité (aa) était à découvert, et la membrane à nu, au point que le simple contact de la langue causait une douleur excessive immédiatement après l'accident. L'inflammation ne tarda pas à gagner l'alvéole; la lèvre devint très-enflée, et il se forma une quantité considérable de pus.

Les parens, qui désiraient fort que les dents fussent conservées, usèrent de tous les moyens possibles pour faire cesser l'inflammation; mais ils furent enfin obligés de consentir à l'extraction, lorsqu'ils virent que le gonflement des gencives ne diminuait pas, et que la suppuration continuait. Les racines de la dent étaient couvertes de beaucoup de lymphe, résultat ordinaire d'un accident de cette espèce, lorsqu'il est négligé.

La figure 11 représente les incisives d'un troisième jeune homme, fracturées par un coup de bâton. Comme il redoutait la difformité qui résulterait de la perte de ces dents, il se soumit à tous les moyens que je lui proposai. Je lui fis sentir la nécessité de conserver les racines, pour y fixer d'autres dents d'une manière durable; mais m'apercevant de l'extrême sensibilité de la membrane qui était à découvert, je fus persuadé que le malade ne pourrait supporter l'opération, au moyen de laquelle on détruit ordinairement le nerf.

Je pris donc le parti d'extraire partiellement ces dents, dont je replaçai aussitôt les racines dans leurs alvéoles, après quoi je fis passer, jusqu'à leurs extrémités, un instrument qui ne causa aucune sensation douloureuse. Leur union avec les alvéoles s'opéra bientôt, et j'y fixai d'autres dents après avoir fait disparaître, avec la lime, les restes de la couronne.

Quand, par un coup violent, la dent a été jetée hors de son alvéole, il faut, sur-le-champ, l'y assujettir par une ligature, et elle s'y raffermira quelques jours après.

J'ai vu qu'une dent replacée dans son alvéole, six heures après en avoir été extraite, s'y était parfaitement raffermie. Mais, dans ce cas, il faut introduire une sonde dans l'alvéole, en tirer le sang coagulé, avant d'y replacer la racine qui, après cette opération, y entrera facilement.

Si le coup qui a ébranlé ou déplacé une dent a fracturé ou lésé les cloisons alvéolaires, elle ne s'y raffermira jamais parfaitement : il se déclarera une inflammation et, dans ce cas, il n'y a pas d'autre remède que l'extraction.

DES MALADIES DES GENCIVES.

Les gencives sont une substance semi-cartilagineuse, très-vasculaire, éminemment susceptible de contraction ; elles recouvrent les alvéoles. La moindre inflammation, occasionnée par le froid, les irrite, les gonfle et altère la solidité de leur tissu qui devient spongieux. Elles adhèrent au collet des dents, les environnent de toutes parts, ainsi que les alvéoles dont elles tapissent les cloisons osseuses.

Saines, elles sont fortement attachées à la dent, immédiatement au-dessus de l'alvéole, et leurs extrémités reposent sur l'émail. Celles de leurs parties qui passent entre les dents, sont plus basses que les autres à la mâchoire supérieure et plus hautes à la mâchoire inférieure. Il en résulte qu'antérieurement elles paraissent former un arc. Comme elles ne sont pas naturellement douées d'une grande sensibilité, le frottement des substances dures, qui résulte inévitablement de la mastication, ne peut pas les offenser. Mais quand elles s'enflamment, leur sensibilité devient si grande que la seule pression des joues y cause de la douleur.

Quand , durant la première dentition, elles éprouvent de l'inflammation, la plus légère pression est pour elles si douloureuse, que les enfans refusent le sein, plutôt que de s'exposer aux souffrances que leur causerait la succion. Mais quand elles ne sont pas enflammées, leur sensibilité est si faible que les enfans se plaisent à mordre et à sucer des croûtes sèches. Les vieillards broyent avec leurs gencives des alimens durs sans en éprouver de peines, et il faut remarquer, à cet égard, que ceux qui sont privés de toutes leurs dents, triturent beaucoup mieux que ceux à qui il en est resté quelques mauvaises.

Plusieurs affections des gencives ont pour principes les maladies des dents, d'autres leur sont particulières. Je commencerai par décrire les premières.

DES ULCÈRES ET DES ABCÈS.

Les dents cariées s'enflamment souvent à leurs racines ; il en résulte dans les alvéoles une suppuration toujours accompagnée d'un gonflement douloureux aux gencives. Ici les lois qui déterminent l'écoulement du pus sont les mêmes que celles que l'on observe dans les abcès en général. L'ulcération s'établit à quelque partie de la surface, et il s'y forme une issue dans l'endroit le plus favorable à l'écoulement. Le périoste qui recouvre la racine où il s'est formé un dépôt, se tuméfie et se détache quelquefois. Le pus s'amasse comme dans un sac qui, en se gonflant, produit une pression considérable sur les parois de l'alvéole, dont les parties antérieures sont absorbées avant celles qui se trouvent en-dedans de la bouche *.

Les progrès de l'ulcération continuent jusqu'à ce que la gencive elle-même soit percée à la partie qui correspond à l'extrémité de la racine, et l'écoulement du pus se fait par cette ouverture dont les bords, généralement gonflés, ont l'apparence d'un fongus petit et rouge. Quelquefois après l'écoulement, l'inflammation cesse, mais l'ulcère se ferme rarement, et il reste comme une petite ouverture fistuleuse par laquelle la suppuration continue; et le froid peut, en occasionnant un nouvel amas de pus, faire renaître une inflammation moins douloureuse que la première. Ces ulcères ne peuvent être guéris que par l'extraction des dents malades qui en sont la cause. Mais comme il est des cas où cette opération n'est pas praticable, il importe de chercher les moyens de prévenir, autant que possible, les plus funestes inconvéniens. Aux premiers indices d'un ulcère aux gencives, c'est-à-dire, dès que leur gonflement et leur ramollissement, accompagnés d'une douleur intermittente, annoncent la formation d'un dépôt, une piqûre

* Planche I, deuxième partie, figures 10, 11.

faite avec une lancette, en donnant une issue au pus , diminuera la douleur et préviendra un épanchement de pus trop copieux. Si la dent devient douloureuse et vacillante, comme elle ne pourrait plus être utile, il convient de l'extraire, car c'est un moyen de guérir aussi l'ulcère.

Quand l'inflammation qui résulte d'une dent cariée est vraiment considérable, c'est surtout contre ses effets qu'il faut se précautionner. Il se forme souvent une telle quantité de pus, que l'abcès prend un volume considérable, et que le dépôt occupe quelquefois une cavité qui s'étend sur tout un côté de la mâchoire. Ce sont les dents de sagesse de la mâchoire inférieure qui produisent ordinairement les symptômes les plus affligeans. Si de l'une d'elles l'inflammation s'est communiquée aux parties contiguës, toute la joue se gonflera au point que l'œil ne pourra plus s'ouvrir, et l'on sentira à la partie supérieure du cou une grande dureté près de l'angle de la mâchoire. Les muscles de cette partie seront affectés d'une inflammation *adhésive*, et ils deviendront si roides, que la bouche ne s'ouvrira plus qu'avec une extrême difficulté. Ces cas exigent une sérieuse attention : il se forme ordinairement un abcès si volumineux que, si on l'abandonne à lui-même, il vient presque toujours aboutir à l'extérieur ; que l'ulcération s'étend sur toute la substance de la joue, et laisse après sa guérison une cicatrice extérieure, toujours cause d'une difformité. Pour prévenir ce résultat fâcheux, il faut, quand le dépôt est formé, ouvrir une issue au pus du côté de la joue, dans la partie la plus molle de la tumeur.

On croit communément que l'extraction d'une dent est dangereuse quand la gencive est enflammée, mais cette opinion est erronée; l'opération est alors moins douloureuse que dans tout autre temps, et elle procure une guérison certaine et prompte en enlevant la dent qui est l'unique cause du mal. Comme on ne peut opérer quand la bouche est fermée, on attendra, pour le faire, que la diminution de l'inflammation lui ait permis de s'ouvrir.

Quand l'inflammation et la tuméfaction des gencives et du visage sont la suite de la carie, rarement elles diminuent avant que la suppuration soit établie. J'ai souvent voulu la prévenir par l'application des sangsues, ou par des lotions froides; mais rarement j'y suis parvenu. A la vérité, ces moyens ont retardé les progrès de l'inflammation; mais ils ne l'ont pas détruite : au bout de certains temps, elle a redoublé de violence et est parvenue à son dernier terme. D'après cela, toutes les fois que le gonflement sera considérable, si le malade refuse de se soumettre à l'opération de l'extraction, ou si sa bouche est contractée au point qu'on ne puisse y introduire l'instrument, il faut hâter les progrès de la suppuration par des fomentations, etc.; et dès que l'on sent qu'une partie de la joue s'est amollie, il faut y porter la lancette pour accélérer l'écoulement du pus. Souvent on continue à appliquer des cataplasmes sur une tumeur de cette espèce dans l'intention, dit-on, de la conduire à son terme; mais par de tels moyens on détermine l'ulcération à s'étendre à toutes les parties de la joue. Si la dent, qui est la cause de l'abcès, est à la mâchoire supérieure, il viendra percer au milieu de la joue; si elle est à la mâchoire inférieure, il aboutira au-dessous de cette mâchoire, soit près de l'angle, soit au bord de sa base. Un abcès de cette espèce est rarement susceptible de guérison; on détruit les symptômes douloureux, mais il reste une ouverture fistuleuse de laquelle il découle toujours une humeur purulente. J'ai vu des personnes persister à vouloir le guérir. Une dame continua pendant deux ans l'usage des lotions et d'autres remèdes; mais ce fut inutilement. Dans tous les cas, les racines des dents deviennent si malades, que leur extraction est le seul remède contre l'écoulement continuel qu'elles occasionnent. Près de l'issue par laquelle la suppuration a lieu, la peau se ride, prend une apparence spongieuse; son tissu est rouge et lâche.

Après l'extraction de la dent, l'écoulement diminue par degrés, l'ouverture extérieure se ferme; mais comme l'ulcération a détruit une partie des ligamens intérieurs et des tégumens, la peau se contracte en se guérissant, et il reste un creux ou une cicatrice profonde que des observateurs superficiels prennent pour l'effet des scrophules, ce qui, aux yeux des femmes et des personnes d'un goût délicat, est une difformité repoussante.

Quand on a extrait les dents qui ont causé de tels abcès, on voit leurs racines couvertes d'une substance charnue, gromeleuse qui s'étend jusqu'au fond des alvéoles, et paraît être le produit d'un effort que fait la nature pour arriver à la guérison et remplir la cavité résultant de l'absorption qui accompagne la formation du dépôt. Si le malade est dominé par la crainte de l'extraction au point que, ni la douleur aiguë, ni la prolongation des souffrances ne puissent le déterminer à s'y soumettre, l'inflammation des os de la mâchoire peut devenir telle, qu'elle détermine la mortification d'une grande partie de leur substance.

La marche de l'exfoliation est nécessairement une source de désagrémens pour le malade; il est dans une malaise continuel, sa bouche se remplit sans cesse d'une matière dégoûtante; à mesure que les parties mortes de sa mâchoire se séparent des parties vivantes, les gencives s'éloignent des cloisons alvéolaires, l'os malade se détache par degré, bientôt il devient vacillant; et enfin on peut l'enlever quand il a perdu tout lien osseux.

La planche I , de la deuxième partie , offre deux espèces de mortifications des os de la mâchoire occasionnées par la carie.

La figure 8 représente une partie de l'os maxillaire supérieur , contenant une incisive centrale , une incisive latérale et une cuspide du côté gauche. Le gentleman , chez qui cette nécrose a été occasionnée par la carie de l'incisive latérale, éprouva de la douleur un jour ou deux, tandis que sa gencive et sa lèvre se gonflaient : dans cet état, sans consulter personne , il s'appliqua des cataplasmes et des fomentations sur le visage pendant plusieurs jours. Une quantité considérable de pus se forma sous la lèvre, et s'y ouvrit de lui-même une issue. Le malade continua le traitement qu'il avait adopté pendant quelque temps. Quand il s'adressa à moi, ce n'était pas seulement la dent cariée qui était vacillante, mais bien encore l'une et l'autre de ses voisines. Je fis l'extraction de la première, et j'en trouvai l'alvéole tout-à-fait raboteuse, ce que j'attribuai à la destruction du périoste : je m'attendais à son exfoliation, et j'en prévins le malade. Peu de temps après , en touchant les deux autres dents, je sentis, dans toute l'étendue de la place qu'elles occupaient, un mouvement sous les gencives. Au bout de quelques semaines tout était devenu vacillant, au point qu'il ne fallut qu'un faible effort pour l'enlever : ensuite de quoi la mâchoire fut guérie; mais il y resta une grande cavité.

La figure 7 est la représentation d'un cas à-peu-près pareil, dans lequel une jeune dame s'est trouvée : c'était l'une des malades de M. Villiams, dans le bourg de *Soutwartk*. Elle était tourmentée depuis long-temps de la rage des dents. Son visage était gonflé, et il s'était formé un dépôt. Mais malgré les instances de son chirurgien, et l'annonce des suites terribles dont elle était menacée, elle n'eut jamais le courage de souffrir l'extraction. Une partie de la mâchoire fut bientôt attaquée de la nécrose. Les bicuspides, par une conséquence de leur liaison avec la partie détruite par l'ulcération, devinrent vacillantes, et n'ayant qu'une racine furent aisément ôtées. Enfin les progrès de la maladie furent tels, qu'à la longue l'os se trouva si parfaitement détaché qu'on l'entraîna avec la dent malade : à cette époque, il fallut extraire une des mollaires qui vacillait faute de supports. Ainsi, pour n'avoir point voulu se soumettre à l'extraction d'une seule dent malade, cette dame en a perdu quatre avec une partie de la mâchoire.

J'ai encore vu à l'hôpital Bartholomé, une femme qui, par une semblable obstination, a perdu toutes les dents et les alvéoles du devant de la mâchoire inférieure.

Quand il se forme des abcès à la bouche des enfans, par suite de la première dentition, on doit en prendre le plus grand soin, car les dents permanentes pourraient

(171)

être détruites par suite de l'exfoliation d'une partie de l'os
de la mâchoire *.

La connaissance de tous les funestes résultats qui
peuvent provenir de la carie, doit décider les personnes
attaquées de cette maladie, à ne négliger aucun moyen
de les prévenir. Quelquefois une sorte d'inflammation
indolente s'établira au fond de l'alvéole d'une dent
cariée; il se formera une tumeur dure, grosse comme la
moitié d'une muscade, qui restera plusieurs mois sans
éprouver d'autres changemens, si non qu'elle deviendra
plus douloureuse, quand le contact du froid donnera plus
d'activité à l'inflammation. Mais ces sortes de tumeurs
sont toujours fort dangereuses ; elles causent pendant
leur indolente existence, l'absorption de la partie interne des tégumens de la face. Si l'inflammation devient
violente, elle tourne promptement en suppuration, et
comme la joue a déjà été attaquée intérieurement, l'ulcération se déclare à l'extérieur si rapidement, que j'ai vu
une ouverture formée à travers la peau, en très-peu de
jours. Je voudrais que le malade se soumît à l'extraction
d'une dent, plutôt que de s'exposer aux funestes résultats de ces sortes de maladies. Ne vaut-il pas mieux souffrir un moment, que de laisser subsister une dent cariée,
qui peut produire un abcès, qui sera la source de mille

* Voyez première partie, page 75.

douleurs et de désagrémens qui ne finissent qu'avec la vie ?

Après avoir parlé des maladies qui sont causées aux gencives par les dents, je vais traiter de celles qui leur sont propres.

DU SCORBUT DES GENCIVES.

La plus commune des maladies qui appartiennent particulièrement aux gencives, est celle à laquelle on donne le nom de *scorbut*, parce qu'elle a les caractères extérieurs du scorbut de mer.

Elle s'annonce par une rougeur extraordinaire des gencives, par leur gonflement occasionné par celui des vaisseaux, dont, dans ce cas, le frottement d'une brosse à dents, la mastication d'une croûte et même la simple succion font sortir du sang.

Si, à l'apparition de ces symptômes, on ne prend pas de précaution, les gencives deviennent molles et spongieuses, bientôt après elles sont douloureuses et si sensibles, qu'à peine la mastication peut se faire.

La maladie se déclare souvent par un écoulement et

par une ulcération extérieure aux extrémités des gencives, qui s'établit entre les dents et à leur collet, en
sorte que bientôt les parties charnues, qui formaient
l'arc, se trouvent détruites, que les gencives se terminent
par une ligne droite, et que les collets des dents restent
à découvert.

Cette maladie ne tarde pas à gagner les alvéoles dont
l'absorption détruit la substance. A la longue les dents
deviennent vacillantes. Au bout de quelques années elles
tombent l'une après l'autre à des courts intervalles, et
jusqu'à la dernière.

C'est par cette maladie que beaucoup de personnes
perdent leurs dents à la fleur de leur âge. Un grand
nombre d'individus y sont plus ou moins exposés, lorsque
dans l'une ou l'autre de leurs parties, les gencives,
sans que les dents soient malades, sont devenues plus
rouges, plus volumineuses et plus sensibles qu'à l'ordinaire. C'est pourquoi il faut, lorsque ces signes se montrent, les regarder comme les indices de la maladie, et
avoir soin d'employer les moyens propres à en prévenir les
progrès. Ces premiers symptômes sont vraiment dignes
d'attention; on peut les faire disparaître en piquant avec
une lancette les parties où la rougeur et l'enflure se sont
déclarées. L'écoulement du sang est suivi d'un prompt
soulagement; et l'on tirera toujours un grand avantage

de la scarification des gencives toutes les fois qu'on y sentira la plus légère douleur, accompagnée d'un gonflement. Quand elles sont devenues déjà spongieuses et molles, on ne doit pas craindre de faire agir la lancette. Dans cet état de la maladie, la perte du sang, et même l'application des sangsues qui en tirent beaucoup, ne peuvent être que favorables. On fera un emploi fréquent de ce remède auquel on pourra joindre des lotions astringentes, telles qu'une infusion de roses dans une teinture de myrrhe, avec une décoction d'écorce et des solutions d'alun. Si l'on peut se procurer de l'eau de mer, on fera bien d'en faire usage avec la précaution de la faire chauffer, ainsi que je le recommande toujours, pour ne point causer de douleur trop vive aux gencives devenues très-sensibles. Lorsque dans cette maladie il y aura tendance à l'inflammation, on pourra faire couler un peu de sang des gencives, au moyen de la brosse à dents qui produira le même avantage que la lancette. Par degrés elles se raffermiront et deviendront assez dures pour qu'on puisse passer dessus une brosse forte sans les faire saigner et sans leur causer la moindre douleur.

Quand elles sont excessivement sensibles et qu'elles ont quelque tendance à l'ulcération, on doit prescrire au malade de se laver très-souvent la bouche avec de l'eau d'orge, adoucie par le miel. Si au bout de deux ou trois jours le mal est diminué, on fera, avec précaution, de légères scarifications, et on prescrira une lotion de teinture de myrrhe étendue d'eau.

Si, par ces moyens, les bords des gencives ne sont pas guéris, et s'ils restent toujours détachés du collet de la dent, on pourra se servir avec avantage d'une dissolution de nitrate d'argent. Si la maladie n'existe que dans une partie, on y appliquera un caustique avec un pinceau de poil de chameau trempé dans la dissolution. Ce remède paraît donner une nouvelle action aux gencives, et en général, il les guérit en peu de temps. Aussi toutes les fois qu'il y aura gonflement et suppuration des gencives, on fera bien de se laver la bouche avec ce caustique, qui en chassera l'amertume et lui donnera du ton et de la fraîcheur.

Si l'on veut l'appliquer avec un pinceau sur le bord malade des gencives, on peut en mettre un dragme dans une once d'eau; mais quand on veut s'en servir pour se laver la bouche, il ne faut pas en mettre plus d'un grain dans deux onces, parce que s'il montait aux fosses nasales, il produirait une nausée désagréable.

Tous ceux qui sont sujets à l'inflammation des gencives doivent les faire scarifier dès qu'elles sont douloureuses et plus gonflées qu'à l'ordinaire. Le dégagement du sang ne manquera pas de les soulager promptement ; la maladie ne parviendra pas au point d'intensité dont on vient de parler.

Dans l'opération de la scarification, on doit appliquer la lancette, longitudinalement, aux parties des gencives situées entre les dents : si on les perçait dans celles qui couvrent les racines, elles se retireraient pendant la guérison et laisseraient le collet à découvert. Mais si on les ouvre, au contraire, longitudinalement, elles se resserrent en se guérissant, et procurent aux dents un appui plus ferme

DES EXCROISSANCES DES GENCIVES.

La carie des dents cause quelquefois une action irrégu-lière dans les gencives, qui y produit des excroissances et des tumeurs volumineuses. Cette action, pour la plupart du temps l'effet des chicots, est ordinairement déter-minée de la manière suivante :

Lorsque la couronne d'une dent est enlevée, et que ses racines restent dans l'alvéole au niveau des gencives, celles-ci ont une tendance à les couvrir ; et quand elles y sont parvenues en partie, elles s'enflamment et de-viennent douloureuses, ensuite de l'irritation occasionnée

par la pression constante qu'elles exercent sur la pointe
du chicot. De-là cette action irrégulière qui les fait rapidement augmenter de volume. J'ai vu une excroissance
de cette espèce autour de quelques chicots de la mâchoire
inférieure ; elle était de la grosseur d'une noix.

Dans ces sortes de cas on ne doit s'attendre à aucune
guérison tant qu'on laissera subsister la cause du mal.
La première chose à faire est donc toujours d'extraire le
chicot, après quoi on arrive généralement au but désiré.
L'excroissance de la gencive, qui est d'une nature molle,
spongieuse et fongueuse, est à l'instant diminuée par
l'hémorragie que produit l'opération, et la cause de
l'irritation n'existant plus, les vaisseaux se resserrent et
la gencive rentre dans son état naturel.

Il y a quelque temps qu'une dame consulta M. Cooper
sur une tumeur qu'elle avait à la mâchoire inférieure, et
qui lui remplissait, pour ainsi dire, un côté de la bouche.
M. Cooper me l'adressa pour que je lui fisse l'extraction
de quelques chicots, autour desquels s'élevait cette tumeur que, de son côté, il se préparait à extirper. Mais
ces chicots se trouvant couverts par les gencives,
je ne pus introduire l'instrument sans déchirer plusieurs
parties de la tumeur ; mais l'opération fut suivie d'une
hémorragie considérable, après laquelle l'excroissance
devint flasque, prit une couleur sombre, et disparut.

Quelquefois ces protubérances se déclarent sans qu'aucune dent soit malade et sans qu'on puisse précisément
en désigner la cause. Elles sont d'un tissu plus ferme que
celles dont on vient de parler, et ont souvent autant de
consistance que les gencives elles-mêmes dans leur état
le plus sain. Comme elles sont très - vasculaires, leur
traitement a toujours été considéré comme rempli de
difficultés. On recourt ordinairement à l'extirpation, mais
elle est toujours suivie d'une grande effusion de sang
qui, selon M. Hunter, ne peut souvent être arrêtée que
par la cautérisation immédiate : « Car, dit-il, les artères
qui se rendent à des parties protubérantes sont elles-
mêmes protubérantes, et conséquemment dans un état
de maladie qui ne leur laisse pas le pouvoir de se con-
tracter comme si elles étaient dans leur état naturel. »

Il faut toujours regarder comme très-alarmante toute
hémorragie considérable des gencives ou de toutes autres
parties de la bouche, parce qu'il est difficile de découvrir
la principale branche de l'artère, ainsi que de s'en assurer. Si le sang coule d'un grand nombre de petits vaisseaux, il est difficile d'employer la pression avec succès;
il faut toujours lui préférer des moyens plus efficaces.
M. Hunter remarque aussi que les excroissances dont il
s'agit peuvent reparaître après l'extirpation, et que plusieurs ont été extirpées six fois, et ont reparu; ce qu'il
attribue à une disposition cancéreuse. D'après ces consi-

dérations, j'ai pris le parti, toutes les fois qu'on recou-
rerait à moi dans des cas de cette nature, d'employer
les ligatures pour parvenir à l'extirpation. Je fus consulté,
pour la première fois, par une dame à qui, dans sa
jeunesse, on avait extrait plusieurs dents du côté gauche
de la mâchoire supérieure. Cinq ans à-peu-près avant
que je la visse, les gencives qui recouvraient la placé
qu'avaient occupées ces dents, avaient paru plus épaisses
qu'à l'ordinaire. Leur volume s'était accru graduellement
jusqu'à ce qu'il se fut formé une tumeur qui devint assez
grande pour nuire à la prononciation, et qui d'ailleurs
était extrêmement incommode. Cette dame désirait fort
d'en être débarrassée. Pour la satisfaire, sans courir le
risque de l'hémorragie , j'employai les ligatures. La
base de la tumeur étant très-large, je passai, à travers,
deux fils avec une aiguille, chacun d'eux en embrassait
la moitié, et l'un et l'autre furent arrêtés sur l'os de la
mâchoire. Je les serrai assez pour qu'ils interceptassent
la circulation; elle diminua à mesure qu'ils produisirent
l'ulcération qui fut remarquable au bout de quatre jours.
Je mis alors de nouvelles ligatures que je retirai au bout
de six jours pour les remplacer encore par d'autres. Le
huitième jour, une d'elles tomba d'elle-même, et la tumeur ne tenant plus que par un pédicule, que je coupai
avec une lancette, se trouva enlevée. On frotta avec un
acide nitreux délayé la place qu'elle avait occupée, et
depuis les gencives n'ont pas cessé d'être saines. »

Dans la suite, j'ai souvent trouvé l'occasion de traiter des excroissances d'une nature semblable. Comme leur base était généralement fort large et ne pouvait être étreinte par une seule ligature, j'en ai passé, au moyen d'une aiguille, deux au milieu de la tumeur dont une partie a été enfermée dans chacune d'elles, et je les ai arrêtées le plus près possible de l'os de la mâchoire. La marche de l'ulcération a toujours été prompte et rapide ; dans certains cas, je n'ai été obligé de recommencer l'opération de la ligature qu'une fois, et jamais je ne l'ai renouvelée plus de deux ou trois fois.

L'été dernier, M. Cline fut consulté par une dame qui avait une excroissance du côté gauche de la mâchoire supérieure, faisant sur la joue une pression telle, que l'on eût dit que la face était enflée de ce côté. Les dents existaient et n'étaient point gâtées ; mais les molaires étaient tellement entourées par la tumeur, que l'on ne pouvait raisonnablement tenter de l'extirper sans les extraire.

M. Cline m'adressa cette dame. J'arrachai d'abord la dernière dent, et il survint une hémorragie qui m'obligea de différer l'extraction de la seconde, que je fis deux ou trois semaines après. La première opération faite, l'excroissance avait changé de forme et était devenue pendante ; après la seconde, elle se contracta à sa base et prit une forme pyramidale renversée; ce qui donna à M. Cline une grande facilité de se servir de la ligature pour la détruire, et il y réussit par ce moyen.

Il se forme encore sur les gencives des excroissances qui ont d'autres apparences et d'autres formes que celles dont on a parlé. Elles sont molles, extrêmement rouges et très-sujettes à saigner. Elles sont la suite d'une maladie des os de la mâchoire, et l'on ne peut les guérir sans détruire préalablement cette première cause de leur existence. C'est ce que beaucoup de chirurgiens n'ont que trop négligé de faire. Ne considérant que l'état des gencives, ils ont attaqué ces excroissances par un caustique, ou ils ont extirpé, par le feu, ces tumeurs spongieuses qui, trompant leurs attentes, n'ont pas tardé à reparaître; ils les ont alors regardées comme cancéreuses, et le malade a été la malheureuse victime de leur méprise.

Quelquefois ces fongus sont occasionnés par des maladies de la racine des dents qui, s'étant communiquées aux cloisons alvéolaires, ont ensuite attaqué les gencives. Dans ces cas, le premier moyen que l'on doit employer c'est l'extraction de la dent la plus en connexion avec les parties malades des gencives. Cette opération donne la facilité d'examiner l'état des cloisons alvéolaires. Si on les trouve affectées de quelques maladies, il faut recourir aux moyens propres à accélérer la marche de

l'exfoliation. Si, au moyen d'une sonde, on reconnaît
que les parois de l'alvéole sont raboteuses et dépouillées
d'une partie de leur périoste, on appliquera, deux ou
trois fois par jour, une compresse de charpie trempée
dans une dissolution d'acide nitrique affaibli ; ce moyen,
en hâtant l'exfoliation de l'os, amènera la guérison des
gencives. Il suffira, pour cette lotion, d'une goutte d'acide
dans une once d'eau.

Le 9 avril 1812, on admit à l'hôpital Saint-Guy une
fille âgée de 13 ans, d'une constitution scrophuleuse,
nommée Sara Dulwich. Elle avait à la mâchoire inférieure une tumeur vraiment extraordinaire, qui était
placée sous la joue gauche, et qui, douze mois avant,
n'était encore qu'une petite excroissance aux gencives :
mais à l'époque ou la malade entra à l'hôpital, cette tumeur était ronde et occupait toute la joue gauche. Elle
était irrégulière et se projetait au-dessous de la mâchoire,
s'étendant aux cuspides du côté droit et sous la langue,
qu'elle poussait et pressait contre la joue droite : sa surface très-inégale présentait une substance dure.

La pression des dents de la mâchoire supérieure avait
causé une ulcération superficielle dont il s'écoulait par
fois un pus de très-mauvaise odeur. Vue extérieurement, elle paraissait partir de la partie extérieure du
menton, et passant par le côté de la narine gauche, se

portait au bord de l'orbite du même côté, et de-là autour
de l'oreille : elle poussait le nez à droite, ce qui donnait
à la figure un aspect très-difforme. La grosseur de la
tumeur était à-peu-près égale à celle de la moitié de la
tête. La peau, sur toute sa surface, était d'un bleu très-
clair, et les veines paraissaient très-grosses. La malade
se plaignait d'une douleur qu'elle reportait à la partie
postérieure de cette tumeur : quelque humeur sortait de
son oreille gauche, et la mastication était devenue difficile et pénible à cause de la pression exercée par les
dents de la mâchoire supérieure sur l'excroissance qui
s'élevait de la mâchoire inférieure, et qui avait tellement
pressé elle-même sur ces dents, ainsi que sur celles de
la mâchoire inférieure, qu'elle les avait poussées du côté
opposé de la bouche. Sous tout autre rapport, cette
pauvre fille se portait bien et avait bon appétit.

Quelques mois avant que cette maladie se fût déclarée, elle avait éprouvée la rage des dents aux deux
molaires de la mâchoire inférieure, qui étaient extrêmement cariées, et c'était aux gencives de ces dents
que la tumeur prenait naissance.

Quand cette fille fut reçue à l'hôpital, la partie de la
tumeur qui se projetait du derrière au devant de la
bouche, séparait les mâchoires de près d'un pouce. Les
lèvres ne pouvaient donc se réunir, et, dans leur état

habituel, leurs bords étaient à un pouce et demi de distance l'un de l'autre.

Cette excroissance, continuant d'augmenter rapidement, fut poussée par degré hors de la bouche, et l'ulcération s'étendit beaucoup. Six mois après, la tumeur s'était si extraordinairement accrue qu'elle dépassait les lèvres qui étaient gonflées à un point presque incroyable. Dans cet état, la malade ne pouvait se nourrir qu'avec des liquides qu'elle aspirait au moyen d'un tube, et elle devint bientôt excessivement maigre.

Les gencives sont encore exposées à d'autres affections qui sont les symptômes d'une maladie générale. Les enfans d'une constitution scrophuleuse sont surtout sujets à cet état spongieux des gencives, toujours accompagné d'une haleine infecte. Ces parties de la bouche s'altèrent au point que les cloisons alvéolaires et les racines sont mises à découvert. Quand les enfans sont attaqués de cette maladie, ce sont ordinairement les dents temporaires qui en sont affectées, et comme il ne peut résulter aucun mal durable de leur extraction, j'ai toujours pensé qu'il était à propos de la faire, parce que j'ai remarqué qu'après cette opération, les progrès de la maladie s'arrêtaient ordinairement; mais il faut soigner en même temps la santé générale du malade, puisque le mauvais état des gencives doit être alors considéré comme le signe d'un dérangement général de la constitution.

La figure 1 de la planche V de la deuxième partie, représente toutes les alvéoles de la mâchoire inférieure exfoliées par suite d'une maladie des gencives, négligée chez un enfant scrophuleux. Le dessin m'en a été donné par M. Goldston, chirurgien à Bath. La fièvre occasionne quelquefois de semblables exfoliations.

Les personnes d'un âge avancé sont elles-mêmes sujettes quelquefois aux affections symptomatiques des gencives. Chez une dame qui était attaquée d'une faiblesse générale, j'ai trouvé ces parties si lâches, si dépourvues d'énergie vitale, qu'elles étaient parfaitement molles, livides, et avaient toutes les apparences d'une maladie extrême. J'enlevai une grande partie de leurs surfaces, et j'ordonnai des lotions stimulantes qui, jointes aux soins que l'on prit de la santé, au changement de lieu, à la respiration de l'air de la mer, procurèrent une entière guérison.

DES MALADIES DES CLOISONS ALVÉOLAIRES.

Les cloisons alvéolaires sont des agrandissemens des tables externes et internes des os maxillaires ; elles sont unies par des parties transversales qui forment avec elles les cavités séparées ou les alvéoles qui contiennent les racines des dents.

Ces cloisons doivent être considérées comme appartenant nécessairement aux dents, et non comme une partie essentielle à la formation des os de la mâchoire. Dans les premiers temps de la vie, elles contiennent les pulpes, croissent et se développent avec elles; et quand les dents sont complétement formées, elles prennent une forme exactement convenable à la taille de leurs racines.

Les cavités alvéolaires sont revêtues intérieurement d'une membrane vasculaire analogue au périoste des autres os : cette membrane est en outre attachée aux racines des dents qu'elle tient fixées dans les alvéoles, comme on peut s'en convaincre par l'inspection d'un crâne macéré. Les alvéoles sont plus grandes que les racines qui n'y sont maintenues que par cette membrane; en effet, dès qu'elle est détruite, les dents qui n'ont qu'une racine tombent, et si celles qui en ont plusieurs restent en place, c'est qu'elles y sont retenues par leur forme irrégulière. C'est pour cela que les dents ont, dans leurs alvéoles, un certain degré de mouvement, qui est très-avantageux, et sans lequel elles seraient exposées à être souvent endommagées par les efforts qu'exige la mastication des substances dures.

Ce mouvement est si sensible pour toutes les personnes chez qui les racines d'une dent sont attaquées d'une inflammation, que beaucoup d'elles s'imaginent qu'on pourrait en faire l'extraction sans leur causer de douleur. Mais c'est une erreur dont nous devons nous empresser de les tirer. Cette vacillation, qui leur paraît si forte, n'est autre chose que le mouvement naturel rendu plus sensible, en raison de l'augmentation de l'irritabilité du périoste. Cette explication suffira pour détruire, dans ce cas, les vaines espérances des malades, et les empêcher d'accuser les chirurgiens de leur avoir causé une douleur à laquelle ils auraient cru ne devoir pas s'attendre sans cet éclaircissement.

Les cloisons alvéolaires sont toujours affectées sympathiquement par les maladies des dents et des gencives, et quand l'inflammation s'est déclarée soit aux unes, soit aux autres de celles-ci, elle s'empare bientôt de celles-là. Il se manifeste une augmentation dans l'action des absorbans, qui tend à diminuer la substance des alvéoles, et cette diminution suit invariablement la perte des dents, quelle qu'en ait été la cause. C'est ce qu'on peut remarquer chez les vieillards qui les ont toutes perdues. L'étendue de leur mâchoire supérieure est de beaucoup diminuée, et le palais de leur bouche, qui était en arc, est devenu presque plat. Leur mâchoire inférieure n'est plus qu'un os mince, recouvert par les gencives. Ainsi, de cette perte des dents et de cette absorption des alvéoles, il résulte une diminution de substance d'environ un pouce et demi d'épaisseur. Alors les muscles de la mâchoire inférieure, dans leurs efforts pour la rapprocher de la supérieure, produisent ce raccourcissement du visage, ces rides des joues, cette projection du menton en avant, qui sont les signes caractéristiques de la vieillesse.

Les cloisons alvéolaires sont d'ailleurs sujettes à des maladies particulières, et qui ne proviennent ni des affections des dents, ni de celles des gencives. La plus commune de ces maladies est l'absorption graduelle de leur substance : elle est funeste aux dents qui, privées de leur soutien, deviennent vacillantes et tombent.

C'est ordinairement à quarante ou cinquante ans, époque à laquelle nous avons atteint à la moitié de notre vie, que cette maladie commence à se manifester, et comme on ne lui connaît aucune cause évidente, on ne peut guère l'attribuer qu'à l'âge lui-même. Ce sont ordinairement les dents saines qui sont particulièrement emportées par cette maladie. D'après mes observations, je me hasarde à assurer que les individus qui, dans leur jeunesse, ont perdu plusieurs dents, sont rarement exposés à perdre, par les suites de l'absorption des alvéoles, celles qu'ils ont conservées, et que le contraire arrive à

ceux qui ont été préservés des ravages de la carie dans
les premiers temps de leur vie.

Quand les cloisons alvéolaires sont attaquées par l'absorption, les gencives, dont elles sont les appuis, partagent tous les effets de la maladie. A mesure que la
substance osseuse des alvéoles diminue, les gencives
perdent les parties qui les unissaient aux dents, dont les
collets se trouvent à découvert, et qui paraissent être
devenues plus longues et avoir pris de l'accroissement
aux yeux de certaines personnes. Mais cette apparence
est une marque des progrès de la maladie; car à mesure
qu'une dent paraît s'allonger, elle perd son soutien;
bientôt elle devient vacillante et ne tarde pas à tomber.

Quelquefois les gencives éprouvent cette destruction
progressive sans qu'on puisse en reconnaître aucune
cause. Elles paraissent saines; elles sont exemptes de
douleurs et d'inflammation, et cependant elles se retirent
graduellement jusqu'à ce que la dent tombe.

Les causes les plus ordinaires de cette affection sont
capables de produire une inflammation continuelle et
considérable. Telles sont l'accumulation du tartre autour
des dents, une prédisposition habituelle des gencives
à l'inflammation, comme dans cette maladie appelée

communément le scorbut des gencives, ou cet état qui résulte de l'action du mercure.

Quand cette maladie attaque les alvéoles dans les deux mâchoires, les dents paraissent plus longues, plus distantes l'une de l'autre qu'avant, et la mastication des substances dures est devenue aussi plus difficile. Bientôt après la manifestation de ces signes, une dent devient vacillante et fort incommode, parce qu'elle empêche de se servir du côté de la mâchoire où elle se trouve placée, jusqu'à ce qu'on se soit déterminé à la faire extraire.

Une autre dent ne tarde pas à éprouver le même sort, et ainsi successivement et souvent, dans le cours de sept à huit ans, les deux mâchoires sont entièrement dégarnies *.

Dans quelques cas, l'absorption des cloisons alvéolaires et le dépérissement des gencives sont accompagnés de symptômes particuliers. Les gencives sont extraordinairement gonflées autour des dents dont les racines sont irrégulièrement découvertes, et qui ont perdu toute leur blancheur **.

Quelquefois l'absorption se bornant aux alvéoles de

* Planche III, deuxième partie, figure 5.

** Planche III, deuxième partie, figure 6.

deux ou trois dents, les cloisons alvéolaires ne sont
affectées qu'en quelque partie, et après la perte de ces
dents, il ne paraît de long-temps aucun indice de cette
maladie *.

Quand plusieurs dents viennent à vaciller ensemble,
ce qui arrive souvent aux incisives, on peut les soutenir
artificiellement au moyen d'un fil de soie ou d'un fil d'or,
que l'on fixe aux dents voisines qui sont restées fermes.
Par cette opération, non-seulement celles qui vacillaient
sont rassurées, mais on soulage le malade en empêchant
l'irritation que leur mouvement oscillatoire causait aux
gencives et aux alvéoles.

Le moyen d'arrêter le progrès de la maladie, qui a le
plus de succès, consiste à faire disparaître ce qui paraît
être la cause de l'irritation. Si c'est le tartre, il faut
l'enlever, et les personnes chez qui il existe une tendance
à la formation de cette matière, devront en prévenir
l'accumulation en nettoyant fréquemment leur bouche.
Quelquefois la maladie est accompagnée d'une inflammation qui s'étend le long des racines des dents, et fait
naître une sensation de tension fort douloureuse que l'on
parvient à calmer par la scarification des gencives. On
doit même toujours recourir à ce moyen, parce que la

* Planche III, deuxième partie, figures 7 et 8.

perte du sang ne manque jamais de diminuer la douleur et d'arrêter le progrès du mal. Quelquefois aussi l'absorption des cloisons alvéolaires est accompagnée d'une suppuration aux gencives près le collet des dents. Cet écoulement, outre qu'il est désagréable, rend les malades très-inquiets. S'apercevant qu'en pressant les gencives avec le doigt la matière sort près du collet des dents, ils en concluent qu'elle doit avoir la plus funeste influence sur les alvéoles et rendre l'haleine fétide; frappés de cette idée, ils renouvellent souvent cette pression et cherchent à ôter celles de leurs dents qui leur paraissent être cause du mal. C'est cependant ce qu'on ne peut trop réprouver, car rien n'est plus funeste. En pressant fréquemment les gencives, on entretient une irritation constante à la partie où s'opère la sécrétion; et non-seulement l'écoulement devient plus abondant, mais encore plus âcre. Dans ce cas, les malades doivent seulement user, soir et matin, d'une brosse à dent très-douce, et se laver la bouche avec une lotion, telle qu'une décoction d'ecorce du Pérou, ou une infusion de roses dans une teinture de myrrhe, ou de cette écorce. Par ces moyens, l'écoulement se modèrera et la bouche ne sera pas infectée.

Quelquefois une absorption lente et particulière cause un changement extraordinaire dans la position des dents. Elles s'avancent de la partie postérieure à la partie

antérieure de la bouche, et rendent les incisives irrégulières, ce qui peut arriver à tel point qu'une d'elles soit
entièrement projetée en avant : si alors elle vacille et
qu'on l'ôte, on ne s'apercevra pas de cette perte, les
autres se rapprocheront et prendront la place qu'elle
occupait. J'ai vu les cuspides s'avancer de cette manière
vers la symphise de la mâchoire, au point de ne pas
laisser un espace suffisant pour deux dents.

Ce changement de position provient de l'absorption
des parties transversales des cloisons alvéolaires, et l'irrégularité de la différence qui existe entre les couronnes et
les racines des diverses dents. Les premières étant plus
petites que les dernières, quand leurs racines sont rapprochées, il faut qu'il y ait une grande irrégularité dans
leur position respective. Lorsque ce changement a lieu
à la mâchoire supérieure, les incisives sont projetées au
point que l'une se trouve placée sur l'autre, ce qui
produit une grande difformité *.

Il est une autre maladie des cloisons alvéolaires assez
commune, mais qui diffère en toutes ses apparences de
celles qui viennent d'être décrites. Rarement elle affecte
plus d'une dent en même temps, et au lieu d'être une
absorption de matière, elle est une contraction du fond

* Planche III, deuxième partie, figure 4.

de l'alvéole qui, à mesure qu'elle s'opère, poussé en dehors la dent qui paraît s'être alongée ; mais la gencive n'est point affectée et conserve son état naturel. A mesure que la contraction fait des progrès, la dent sort, et, perdant enfin son appui, elle vacille et finit par tomber. Comme sa chute est encore accélérée par le choc qu'elle exerce sur celles de l'autre mâchoire, et comme il résulte d'ailleurs un effet désagréable dans la symétrie de la bouche, de cette dent plus longue que les autres, je pense qu'en ce cas il est à propos de la raccourcir avec la lime jusqu'à ce qu'elle ne dépasse plus l'alignement général ; et cette opération doit être renouvelée autant de fois qu'étant repoussée, elle vient à le dépasser. On l'empêche ainsi de frapper contre celles qui sont au-dessus ou au-dessous d'elle en même temps qu'on prévient une difformité et une grande irrégularité *.

Les cloisons alvéolaires peuvent être grossies par l'*exostose*, et cela arrive par fois à cette partie formée par l'union des os maxillaires supérieurs. Alors les incisives centrales, ordinairement très-rapprochées, viennent à se séparer au point qu'on dirait qu'on a extrait une dent entre elles. Cette circonstance se présente aussi quelquefois à la symphise de la mâchoire inférieure **.

* Planche III, deuxième partie, figures 1, 2.

** Planche III, deuxième partie, figure 3.

J'ai vu aussi une fois les cloisons alvéolaires tellement grossies à la partie postérieure de la mâchoire supérieure où les molaires étaient restées, que la joue paraissait enflée, ce qui causait une grande difformité. Je fis l'extraction des dents dans l'espoir de diminuer la tumeur par l'absorption des cloisons alvéolaires qui est toujours la suite de cette opération. Je ne fus pas trompé dans mon attente, la tumeur diminua et les progrès de la maladie furent arrêtés.

DU TARTRE DES DENTS.

Après la carie, rien ne contribue à rendre la bouche mal saine, et n'est nuisible à la durée des dents autant que l'accumulation du tartre ; c'est une substance terreuse que la salive tient en dissolution, et qui se dépose sur les dents à mesure qu'elle en opère la décomposition. Il se forme chez tout le monde une quantité plus ou moins grande de tartre. Chez certaines personnes, ce dépôt est si habituel et si abondant, que sans beaucoup d'attention, elles ne pourraient tenir leurs dents dans un état décent. Chez d'autres, au contraire, il se fait en si petite quantité, qu'avec le moindre soin elles les ont toujours parfaitement propres.

L'état de la santé a une grande influence sur la formation du tartre. Dans toute espèce de fièvre qui occasionne du désordre dans les sécrétions du canal alimentaire, la bouche et les dents se chargent d'un mucus épais et qui communément produit une aglomération considérable. Cela s'observe chez les personnes arrêtées pour quelque cause que ce soit, qui ne peuvent se procurer les moyens de nettoyer leurs dents. Cela est remarquable aussi chez les femmes que l'on détient en attendant leurs couches.

Les dents sont habituellement couvertes après le sommeil d'une humeur visqueuse et jaunâtre qui, si on ne s'en débarrasse entièrement par le moyen d'une brosse et de l'eau, adhère aux parties qui ne sont pas sujettes au frottement pendant la mastication, s'y aglomère, y forme un dépôt, par couche, qui finit par acquérir une consistance dure, et quelquefois une étendue égale à celle des dents elles-mêmes.

Tant que le tartre est mol, il est d'une teinte jaunâtre ; mais en durcissant, il devient brun foncé, et même noir. Les dents ont alors une couleur dégoûtante, et les effets qu'il produit sur les gencives donnent à la bouche une odeur très-désagréable.

Pendant qu'il se forme sur les dents, il détache de leur collet les gencives sous lesquelles il s'insinue ; elles s'enflamment, deviennent douloureuses, et enfin ábandonnent les dents par degrés. Bientôt cet état des gencives occasionne une affection des alvéoles d'où résulte leur absorption. C'est ainsi qu'en raison de l'accumulation du tartre, les supports naturels des dents se détruisent, et qu'elles deviennent vacillantes. A la longue, un large morceau de cette matière est détaché par quelque accident, et quand la dent est privée de cet appui artificiel, elle tombe. Les autres subissent l'une après l'autre le même sort et de la même manière, au point qu'en peu d'années on en a perdu un grand nombre.

Ceux qui ont éprouvé ce malheur se plaignent ordinairement de ce que leurs dents sont tombées quoique parfaitement saines; sans considérer que ça été l'effet de leur négligence. Il n'est que trop commun que l'on ne commence à se nettoyer les dents, à s'occuper des soins de les conserver, qu'après en avoir perdu quelques-unes.

C'est toujours sur les dents situées près des ouvertures des conduits salivaires que le tartre s'accumule en grande quantité, et il y a quelques exemples qu'on en a trouvé même beaucoup dans ces conduits euxmêmes. Il suit de-là que les côtés internes des incisives inférieures sont, de toutes les parties des dents, les plus exposées à être couvertes de tartre. Voilà pourquoi, quand il arrive qu'une dent cariée soit si sensible, qu'on ne puisse manger que d'un côté de la mâchoire, les dents de l'autre côté se couvrent d'une croûte tartreuse considérable, ce qui prouve que le frottement des alimens dans la mastication tend à nettoyer les dents.

Il y a une autre espèce de tartre qui s'amasse sur les dents des jeunes gens. Il est ordinairement d'un verd sombre, et ressemble plutôt à une tache qu'à une concrétion terreuse : il est très-nuisible aux dents; il en corrode l'émail et les dispose à la carie.

La planche IV, deuxième partie, offre plusieurs exemples d'aglomération de ce tartre et de ses pernicieux effets.

Le dépôt du tartre est une circonstance inévitable de l'effusion et de la décomposition de la salive. Mais il est au pouvoir du plus grand nombre de l'empêcher de s'aglomérer sur les dents en les frottant tous les matins soigneusement avec une brosse et de l'eau, pour enlever cette matière molle qui s'y est déposée durant la nuit, et en rinssant leur bouche après leur repas, pour la débarrasser de ces parties d'alimens qui se logent dans ses recoins ou restent entre les dents, et qui, se corrompant dans la nuit, non-seulement contribueraient à former du tartre, mais encore à rendre l'haleine fétide.

Si l'usage constant de la brosse et de l'eau ne suffit pas pour tenir les dents propres, on peut user de quelque poudre qui n'ait aucun pouvoir chimique sur l'émail, et qui ne soit pas assez dure pour le briser ou le rayer.

Cette poudre doit être composée de quelque partie terreuse très-fine, de quelque substance végétale, ou enfin de quelque coquille : le charbon de bois bien broyé est recommandé et approuvé par beaucoup de personnes. Il faut rejeter tout ingrédient qui puisse agir chimiquement sur l'émail, et il est à désirer que l'on trouve quelque chose qui, agissant mécaniquement avec la brosse, enlève ce mucus épaissi qui forme le tartre. Il faut bien se garder d'introduire dans l'eau, les essences, les teintures, les élixirs dentifrices employés pour les maladies des gencives, quelqu'acide que ce soit; car comme il pourrait décomposer l'émail, il causerait aux dents un dommage considérable. Dans les cas où les acides sont nécessaires comme remèdes, il faut, immédiatement après les avoir pris, se laver et s'essuyer les dents pour empêcher qu'ils ne les endommagent; car tout ce qui tend à diminuer l'épaisseur de l'émail, tend nécessairement à leur destruction.

Quand le tartre s'est agloméré sur les dents, on peut l'enlever au moyen de quelque instrument. Cette opération se nomme *écaillement des dents ;* elle est une des plus usitées et des plus nécessaires pour leur conservation. Quelques dentistes qui se servent, pour amollir le tartre et blanchir les dents, d'acides qui leur sont pernicieux, tels que le muriatique et le vitriolique, ont fait naître de grands préjugés contre ce procédé. L'effet des agens qu'ils employent est de dissoudre la surface de l'émail, et de donner aux dents une blancheur éclatante immédiatement après leur application. Mais le poli naturel de l'émail étant détruit, sa surface devient raboteuse, et bientôt les dents prennent une couleur sombre par l'adhésion de quelques matières colorantes contenues dans les alimens. Il faut donc rejeter l'usage de ces acides et si le tartre s'accumule, il suffira de l'enlever de temps à autre et avec soin partout où il se trouvera; alors les gencives, ainsi que les cloisons alvéolaires , seront préservées de toutes les maladies qu'il aurait pu leur causer. Mais si l'on a négligé ces précautions, et que l'accumulation du tartre soit devenue considérable, il faudra l'attaquer avec précaution; car si on mettait à découvert soudainement les collets des dents, on y causerait une grande douleur.

Il faudra donc, de temps en temps, détruire une partie de cet amas, en commençant vers les bords des gencives, ce qui leur permettra de reprendre leur position sur les collets des dents. On renouvelera cet opération toutes les semaines ou tous les quinze jours, et c'est ainsi qu'on parviendra à tout enlever sans qu'il en résulte aucun inconvénient. Dans les intervalles d'une opération à une autre, on recommandera d'appliquer, de temps en temps, une lotion astringente sur les gencives.

J'ai vu plusieurs fois une grande accumulation de tartre causer une violente douleur et une ulcération considérable à la bouche. Une dame de la campagne, qui se plaignait d'une douleur de ce genre, s'adressa à moi, après avoir reçu inutilement les soins d'un très-habile chirurgien. Le dedans de ses joues était très-ulcéré; il y avait épaississement au frein de la langue, et une ligne de sa surface était ulcérée. Cet état durait depuis plus d'un an, et les remèdes n'avaient procuré qu'un soulagement passager. Les dents, comme on le voit dans les figures 14, 15 et 16, planche IV, deuxième partie, étaient couvertes d'une quantité prodigieuse de tartre. Sa surface était découpée, et couverte de pointes qui faisaient continuellement des incisions douloureuses dans les parties molles qui venaient les toucher; des parcelles de ces parties se déchiraient, et il s'ensuivait une grande irritation. J'enlevai le tartre, à plusieurs reprises, de la manière qui vient d'être décrite. La langue et les joues affectées se rétablirent, et cette dame, en prenant la précaution d'enlever journellement le nouveau tartre, maintint sa bouche dans un état parfaitement sain.

En usant des instrumens, on aura soin de n'employer que la force exactement nécessaire pour enlever le tartre; car il y a du danger à gratter et à enlever l'émail. Il faudra aussi prendre garde de confondre une dent mal conformée avec les figures bizarres que prend ordinairement le tartre en s'aglomérant. A l'égard des dents qui sont naturellement jaunes, il faudra distinguer les parties qui les constituent de celles qui leur sont étrangères et qui les couvrent. Cette distinction est surtout importante quand on doit opérer sur ces dents jaunes, et pleines d'aspérités, décrites dans la première partie de cet ouvrage, page 32.

ANALYSE DU TARTRE.

Monsieur,

« J'ai examiné les échantillons de tartre que j'ai reçus de vous. Avant d'en faire l'analyse, j'en ai soumis une partie aux expériences suivantes. Je suis,

Cher Monsieur,

Vraiment à vous,

W. N. Pepys. »

Le tartre des dents d'un blanc sale tendant au brun, tacheté de jaune et de vert ; spongieux, d'un tissu poreux et très-dur, quand il est détaché en grandes pièces, présente l'empreinte de la dent sur laquelle il a été déposé. Les pièces qui ont été examinées étaient sèches et exemptes d'odeur, et d'une pesanteur spécifique 1,5714.

Elles ont immédiatement noirci l'acide sulfurique 1,85 ; leur substance est devenue molle et spongieuse, mais elles n'ont pas été complétement dissoutes par cet acide.

L'acide nitrique 1,12 agit sur cette substance à-peu-près de la même manière que sur celle des dents *.

Il se dégage, en petites bulles, un gaze qui a les propriétés négatives du nitrogène, et des masses floconeuses, de la même forme que les morceaux de tartre, sont abandonnées et précipitées.

La dissolution de potasse mise en ébulition avec le tartre n'agit que faiblement sur lui ; elle le rend plus blanc et elle devient jaune. Lorsqu'elle en est séparée, une addition d'acide nitrique, sans y occasionner aucun

* Voyez première partie, chapitre XI, page 96, § 2.

précipité, fait disparaître la couleur jaune que l'ammoniac reproduit.

La matière floconeuse, précipitée par l'acide nitrique, mise, après avoir été lavée, en ébulition dans une dissolution de potasse, ne peut pas être entièrement dissoute : la dissolution devient jaune. L'acide nitrique fait disparaître la couleur, et l'ammoniac la reproduit.

L'eau en ébulition pendant quelque temps avec le tartre n'est ni troublée ni précipitée par la dissolution de tannin.

Le tartre, exposé à une chaleur rouge dans un creuset d'argent, rend de la fumée avec une odeur de graisse ; il noircit de la même manière que les os : dans cet état, il se dissout très-facilement dans l'acide nitrique en laissant un résidu charbonneux. La dissolution de potasse qui a été en ébulition avec le tartre neutralisé par l'acide nitrique, et traitée par une dissolution de nitrate ou de baryte, ne donne point de précipité.

ANALYSE.

Cinquante grains de tartre dans quatre cents grains d'acide nitrique ont aussitôt fait dégager du gaze nitrogène. Ils ont été mis pendant vingt-quatre heures dans deux onces d'eau distillée et ensuite filtrée.

La dissolution ayant été précipitée par l'ammoniac et filtrée ne fut point troublée par l'addition du carbonate d'ammoniac. Le précipité produit pesait 40 grains, après avoir été séché à une température de 212 degrés, et il en pesait 35 après son ignition. Dissous de nouveau dans l'acide nitrique, et traité avec une dissolution de phosphate de plomb, il donna un précipité copieux qui, après avoir été lavé, séché et exposé à une flamme violente excitée par un soufflet, entra en fusion en rendant une lueur phosphorescente; ce qui prouve que c'était du phosphate de plomb.

La substance insoluble dans l'acide nitrique ayant été lavée et séchée à une chaleur de 212 degrés, pesait 15 grains, et elle adhérait fermement au filtre. Les 15 grains furent mis en ébulition dans une dissolution de potasse pendant un quart d'heure; ensuite séparés, lavés et séchés à une chaleur de 212 degrés, ils ne pesèrent plus que 9 grains. La dissolution filtrée était jaune; elle ne donna point de précipité avec l'acide nitrique, qui lui fit perdre sa couleur que l'ammoniac lui rendit.

Les 9 grains du résidu obtenu, après avoir été traités par la dissolution de potasse bouillante, furent placés dans l'acide nitrique bouillant et complétement dissous, et il fut constant, par l'épreuve d'un tannin, que le cartillage avait été gélatinisé.

Le tartre des dents consiste en

  Phosphate de chaux ...... 35 grains.
  Fibrine ou cartilage...... 9
  Graisse animale ou huile.. 3
  Perte 3
           ——
           50

DES EFFETS DU MERCURE SUR LES DENTS.

Quand le mercure a été introduit dans le système, il arrive certaines circonstances qui sont regardées généralement comme le criterium de son action spécifique sur la constitution. Ses effets les plus évidens sont l'augmentation de la sécrétion des glandes salivaires, la douleur de la bouche et la fétidité de l'haleine. Alors les gencives se gonflent et deviennent spongieuses, sensibles et disposées à saigner; les dents deviennent aussi vacillantes au point qu'elles sont incapables de la pression qu'exige la mastication des substances dures : cet état de vacillation est le résultat d'un épaississement du périoste qui recouvre les racines, et au moyen duquel les dents sont fixées dans les alvéoles. La sensibilité des gencives est probablement occasionnée par une très-grande plénitude des vaisseaux, produite par l'action du mercure; car dès qu'on en a discontinué l'usage, on voit bientôt toutes ces affections disparaître. Les dents cessent de vaciller , et les gencives reprennent leur fermeté naturelle.

Une conséquence ordinaire de l'usage du mercure est un accroissement d'action dans les vaisseaux absorbans , et il n'y a pas de partie où cette action se développe plus évidemment que sur les cloisons alvéolaires. Si on les examine dans des sujets morts, en faisant usage du mercure, on les trouvera bien moins denses et beaucoup plus poreuses qu'elles ne le sont dans leur état sain et naturel. L'emploi de cette substance minéral , en produisant l'absorption des cloisons alvéolaires , occasionne donc souvent la perte prématurée des dents. On prévient maintenant cette funeste conséquence par la manière nouvelle dont on administre ce remède, et qui, au lieu de l'action violente par laquelle on excite la salivation, ne lui laisse plus qu'une action légère sur le système général.

Si l'usage du mercure est trop prolongé, souvent les dents deviennent vacillantes et menacent de tomber pendant qu'on l'administre. Il est même des constitutions sur lesquelles il agit d'une manière encore plus funeste. Une grande inflammation se déclare dans la bouche; il y a enflure, et bientôt une ulcération qui produit quelquefois la mortification des os maxillaires. On pourrait faire facilement une longue énumération des maux terribles qui sont le résultat de l'emploi inconsidéré de ce remède. Plusieurs chirurgiens de ma connaissance m'en ont cité de nombreux exemples. La figure 2 de la planche V, deuxième partie, représente une grande portion de la partie interne de la mâchoire inférieure, contenant les incisives et les cuspides entièrement exfoliées ensuite d'une salivation long-temps prolongée.

La figure 3 représente une mâchoire inférieure presque entièrement mortifiée et exfoliée. L'individu à qui elle appartenait avait perdu presque toutes les dents de la mâchoire supérieure : après être devenues vacillantes elles étaient tombées.

Le même cas s'est présenté à l'hôpital de Guy. Le malade avait la bouche grièvement affectée, ensuite d'une salivation qui avait cessé avant son admission; il subit une exfoliation presque semblable à celle que représente la figure 3, et l'on s'étonnait du peu de difformité qui résultait de la perte d'une si grande partie de la mâchoire. Mais durant l'inflammation, il s'était formé un dépôt considérable d'une nouvelle substance osseuse molle, dans la partie malade où elle semblait renfermée comme dans une boîte. Après l'exfoliation le nouvel os s'arrondit, et les gencives qui le couvrirent furent parfaitement saines.

J'ai vu, l'an dernier, un exemple bien frappant des suites funestes de l'emploi inconsidéré du mercure, chez une dame qui venait d'arriver des Indes orientales, où elle avait été traitée par la salivation d'une maladie du foie. On lui avait fait prendre une si grande quantité de cet oxide, qu'à parler littéralement on l'avait empoisonnée. Sa bouche était complétement ulcérée; sa constitution était si généralement affectée, qu'elle tomba dans un état d'insensibilité assez prolongé; et quand elle en sortit, sa bouche était si sensiblement affectée qu'elle ne pouvait l'ouvrir qu'avec beaucoup de douleur et de difficulté. Bientôt il y survint, à la partie postérieure, une contraction telle qu'on pouvait à peine y introduire une cuillère à thé. Cette contraction s'accrut même au point que cette introduction finit par devenir impossible. Dans une telle extrémité, M. Noris, à qui cette dame avait donné sa confiance, ne pouvait plus la nourrir que de lait caillé et de soupe qu'on introduisait, au moyen du canal recourbé d'une grande seringue, par l'ouverture qu'avait laissée la chute d'une des molaires. Pour comble de maux, il se déclara une grande inflammation qui fut suivie de la mortification des cloisons alvéolaires de l'une et de l'autre mâchoire; en sorte que quand on écartait la lèvre, le plus hideux spectacle se présentait. On voyait ainsi les gencives retirées des dents, les alvéoles entièrement dépouillées et toutes noires. J'enlevai plusieurs dents vacillantes et l'exfoliation

commença à deux ou trois endroits. L'écoulement constant du pus exigea l'emploi fréquent d'une seringue, au
moyen de laquelle on introduisait, dans la bouche, une
teinture de myrrhe et de l'eau. Comme la malade n'était
pas douée d'une grande patience, ni d'une grande tran-
quillité d'esprit, elle devait être extrêmement à plaindre.

On avait administré une si grande quantité de mercure
à un malade qui se présenta à l'hôpital de Guy, que
ses gencives et les surfaces internes de ses joues et de
ses lèvres étaient complétement ulcérées. Conséquemment il survint, pendant que l'ulcération se guérissait,
une si grande adhésion des parties, que le malade ne
pouvait ouvrir la bouche. M. Cooper ne put le tirer de
cette triste situation qu'en disséquant une partie des
lèvres et des joues, et en empêchant les bords des
plaies de se réunir par l'interposition de la charpie,
qu'on employa jusqu'à parfaite guérison de ces parties.

Dès que la bouche est affectée par le mercure, il faut
la laver avec une lotion légèrement astringente; dans ce
cas, je recommande l'infusion de roses dans laquelle
on jette un peu d'alun; et quand la douleur est grande,
on ajoute encore une petite dose de teinture de myrrhe.

L'emploi du mercure occasionne ordinairement sur les
dents un dépôt de tartre, qui produit de fort mauvais
effets, si l'on ne prend la précaution de l'enlever dès

qu'on cesse l'usage de ce remède. Après cette précaution, les gencives reprennent leur état, et les dents sont
préservées de toute offense matérielle.

La petite vérole, cette terrible maladie, a quelquefois
des suites semblables à celles de l'usage imprudent du
mercure. On voit dans le précieux musée de M. Heaviside,
plusieurs sortes d'exfoliations qui ont été occasionnées
par les ravages de cet horrible fléau. Les préparations
que représentent les figures 4 et 5 de la planche V,
deuxième partie, portent, dans ce musée, les inscriptions
suivantes :

Première inscription. « Exfoliation vraiment curieuse
« de la mâchoire inférieure d'un enfant de trois à quatre
« ans, occasionnée par un dépôt qui s'était formé entre
« l'os et les gencives ensuite de la petite vérole. Dès que
« l'exfoliation a commencé à se déclarer, on enlève l'os
« avec le plus grand soin, et l'on voit qu'il est la subs-
« tance même de cette mâchoire, où quelques dents sont
« encore restées attachées. »

Seconde inscription. « Portion antérieure de la mâ-
« choire supérieure, aussi exfoliée, avec deux incisives
« temporaires et deux dents secondaires. »

Il y a quelque temps qu'un cas semblable fut l'objet
des soins de M. Dorrat, de la rue Bruton.

Un enfant avait la petite vérole, à la dernière fête de Noël; dès que la fièvre eut diminué , sa mère trouva une de ses dents sous son oreiller. Une autre ne tarda pas à vaciller et à tomber, et il survint un gonflement considérable dans les tégumens de la face et du menton du petit malade. Cette inflammation fut suivie d'une suppuration abondante aux gencives qui se retirèrent des os de la mâchoire. Bientôt un grand morceau de ceux de la mâchoire supérieure fut exfolié avec plusieurs dents; ensuite il en arriva autant à la mâchoire infé- rieure, et quand M. Dorrat me raconta ces faits, il s'attendait encore à l'exfoliation d'une autre grande partie *.

Dans la première partie de cet ouvrage **, je n'ai pu m'empêcher d'exprimer le désir et l'espoir que j'ai conçu de voir ce terrible fléau (la petite vérole) banni de la face du globe, par la douce et puissante influence de l'inoculation de la vaccine. Le triomphe de ce pré- servatif si précieux aurait dû s'accomplir dans notre patrie aussi bien que dans les Etats et les cités du Con- tinent. Et n'est-il pas déplorable que, dans un pays où il a été découvert, il se trouve des personnes qui cher- chent, par de fausses alarmes, à empêcher la confiance

* Planche V, deuxième partie, figures 6, 7

** Page 84.

qu'on lui doit de s'établir? Elles ont saisi avec joie et avec avidité quelques accidens défavorables et provenus de la négligence, pour s'opposer à la propagation de ce bienfait de la Providence, au lieu de réunir tous leurs efforts pour le répandre et pour en proclamer l'incontestable et salutaire efficacité.

Heureusement les clameurs de ces frondeurs ont été infructueuses; en vain ils ont continués de rendre la petite vérole épidémique en l'inoculant. Par l'effet de leur maligne industrie, l'atmosphère de la métropole a encore été chargé long-temps de miasmes infects et propagateurs de cette maladie; mais des faits innombrables se sont élevés et accumulés contre eux : des milliers d'individus vaccinés et restés sains et intacts au milieu de l'infection générale et de la contagion la plus active, sont les preuves vivantes de la futilité de leurs objections et de la faiblesse de leurs argumens; et elles assureront à jamais les succès de la découverte la plus utile à l'espèce humaine, qui jamais ait été faite. Il me reste à exprimer le désir que j'ai de voir le législateur intervenir avec sagesse pour restreindre l'inoculation de la petite vérole, et pour empêcher les détracteurs de la vaccine de faire des expériences funestes au public, et qu'ils s'efforcent de faire tourner à leurs avantages particuliers.

La découverte de la vaccine a été annoncée en 1798;

et, de notre île, elle a passé par tous les Etats de l'Europe et de l'Amérique. Elle a été répandue dans tout le vaste empire de Russie, par ordre de l'Empereur lui-même. De Vienne, elle s'est propagée, en traversant la Perse, jusque dans nos possessions orientales, où elle a été accueillie, non-seulement par les colons européens, mais par les Indiens, qui la regardent comme un présent du Ciel. Par les soins de M. Ring, dont le zèle mérite l'estime de tous les amis de l'humanité, elle a eu de grands succès dans nos établissemens de la Nouvelle-Hollande, et tout porte à croire qu'elle a été introduite en Afrique. Ainsi, comme le soleil, elle étend son influence conservatrice sur tout le globe. Quelle reconnaissance l'univers entier ne doit-il donc pas à celui à qui il a été donné de communiquer un si grand bienfait. Puisse sa vie être longue, et le nom de Jenner être révéré comme celui d'un des bienfaiteurs de l'espèce humaine.

DES MALADIES

DE L'ANTRE MAXILLAIRE.

L'ANTRE maxillaire est un sinus ou une cavité dans l'os maxillaire supérieur. Il est placé au-dessus des molaires et au-dessous de la voûte du palais : il est recouvert par une membrane, et communique avec les fosses nasales par une petite ouverture pratiquée dans la partie de son côté membraneux, qui se trouve entre les os tords supérieurs et inférieurs.

L'inflammation de cette partie de la bouche est quelquefois occasionnée par les maladies des dents; mais elle arrive aussi quand elles sont parfaitement saines. En examinant le squelette d'une tête, on trouve, par fois, qu'une ou plusieurs racines de grandes molaires pénètrent dans la cavité; dans ce cas, l'inflammation causée par la maladie d'une de ces dents se communique promptement à la membrane qui la recouvre et y cause de la suppuration. Si l'on néglige un abcès de cette nature, il en résulte toujours un très-grand mal.

L'ouverture naturelle de la cavité se trouve communément obstruée ; le pus est donc obligé de s'ouvrir un passage en ulcérant un de ses côtés, et particulièrement celui qui est situé sous la joue. Ordinairement les membranés se tuméfient par suite de l'inflammation, et comme c'est par une partie membraneuse que l'antre maxillaire communique avec le nez, il est très-probable que cette communication sera interceptée par la tuméfaction.

Le malade attribue d'abord le mal que lui cause cette inflammation à la rage des dents. Mais quand elles ne sont pas malades, il observe mieux les sentimens qu'il éprouve et s'en rend un compte plus exact. Ordinairement la douleur s'étend au front, dans la direction du sinus frontal, et l'on ressent à l'un des côtés du visage, une sorte de contraction et de pesanteur ; bientôt la joue devient rouge et paraît enflée ; elle est dure au toucher, surtout à la naissance de la lèvre, et l'on s'aperçoit d'une grande plénitude aux parties voisines des racines des dents.

Si dans cet état de la maladie on la néglige, comme rarement le pus s'ouvre un passage à travers la partie qui communique au nez, l'absorption de l'os s'opère dans le voisinage des molaires, et la suppuration s'établit d'elle-même aux gencives ; mais elle ne procure pas la guérison de l'abcès ; il se forme de nouvelle matière qui coule continuellement, et la marche de l'ulcération continue jusqu'à ce qu'elle ait détruit une assez grande partie de l'os pour que le mal soit devenu incurable.

Le traitement à suivre dans cette circonstance est celui qui est en usage pour tous les abcès; il faut ouvrir une issue à la matière; et le meilleur moyen d'y parvenir est d'extraire une des molaires, et de faire une ouverture à travers de l'alvéole jusqu'à l'antre maxillaire. S'il arrive que la première ou la seconde molaire soit cariée, c'est celle-là qu'il faudra arracher de préférence; mais si l'une et l'autre sont saines, ce sera la seconde, parce que l'antre maxillaire en est plus voisin que de la première, et que c'est le plus près possible de la partie malade qu'il est à propos de pratiquer une ouverture.

Quand la matière a pris son écoulement, on doit se proposer de rétablir les parties dans leur premier état. Dans cette vue, il faut faire, avec une seringue, des injections fréquentes d'une dissolution de teinture de myrrhe, à travers l'ouverture. Dès que l'inflammation se calme, le canal naturel devient ordinairement très-libre, et l'injection parvient au nez; alors la communication est rétablie, l'écoulement diminue graduellement. On peut alors laisser l'ouverture artificielle se fermer et la cure est effectuée. Comme les gencives ont toujours une disposition à couvrir la partie dont on vient d'extraire une dent, il faudra prendre quelque moyen pour tenir l'ouverture libre; et pour cela, il suffira, au moment où l'on vient de perforer les parois de l'alvéole, d'y introduire une bougie que l'on fixera au - dessus, en la laissant pendre assez bas pour qu'il soit facile de l'ôter toutes les fois qu'il s'agira de faire une injection, et que l'on replacera immédiatement après cette opération.

Si l'ouverture naturelle du nez est entièrement obstruée, il importe d'en entretenir continuellement une artificielle, et l'on y parviendra en introduisant, dans une partie perforée, un tube d'argent à travers lequel le mucus se rendra constamment dans la bouche, ce qui en préviendra l'accumulation.

J'ai vu plusieurs fois des maladies de l'antre maxillaire occasionnées par des chicots cariés; il y avait alors une tuméfaction considérable, et quelques parties antérieures de l'os étaient absorbées. L'extraction de ces chicots fut suivie de l'écoulement considérable d'un fluide glaireux sortant de l'alvéole; il continua pendant quelque temps; enfin il diminua continuellement jusqu'à ce que les parties malades fussent rétablies.

L'antre maxillaire est quelquefois sujet à des maladies très-effrayantes; mais ces cas sont rares. Celui qui se présente le plus souvent est la formation d'un polype, ou d'une tumeur fongueuse dans la cavité. Voici la marche que suit cette maladie. Lorsque la tumeur a acquis certain volume, elle exerce une pression qui détermine une absorption à la partie interne de la cavité ; cette partie blanchit graduellement jusqu'à ce qu'elle soit complétement détruite : les cloisons alvéolaires, et même une partie des racines des dents, sont absorbées. Lorsque les restes de celles-ci sont devenus vacillans ; ils causent de l'irritation aux gencives et il faut les extraire *. La tumeur continuant à croître, la joue se gonfle considérablement, et au lieu de l'os une substance fongueuse occupe tout un côté de la face : à la longue, l'ulcération se prononce quelque part, et à mesure qu'elle s'étend l'écoulement devient plus considérable, la force du malade diminue progressivement, et la maladie finit toujours d'une manière fatale.

L'antre maxillaire est quelquefois attaquée bien dangereusement par une maladie cancéreuse ; heureusement cela arrive rarement. Les seules préparations anatomiques de ces sortes de cas sont l'une en la possession de M. Heaviside, et l'autre en celle de M. Taunton. L'histoire des maladies qu'elles représentent est absolument la même. Les malades étaient deux femmes âgées. D'abord elles se plaignaient d'une douleur à un côté de la face,

* Planche II, deuxième partie, figure 17.

et qui s'étendait au front, à l'œil et même derrière l'oreille. Ces symptômes ont continués pendant environ quatre mois; ensuite il s'est formé près de l'oreille une tumeur qui n'a pas tardé à donner de l'écoulement à une matière noire et fétide.

Bientôt la joue s'est ulcérée au-dessous de l'os maxillaire, et l'ulcération, après avoir fait de grands ravages, finit par épuiser les forces des deux malades dont la mort vint terminer les souffrances. Cette catastrophe n'arriva qu'après quatorze mois de douleurs.

La maladie qui, chez la femme confiée aux soins de M. Taunton, était au côté droit, avait occasionné l'absorption de l'os maxillaire supérieur, de l'os du palais, de l'os de la pomme, de l'os unguis, du condyloïde et du coronoïde de l'os maxillaire inférieur. Il y avait en outre une ouverture produite par l'absorption d'une partie du sphénoïde et du frontal; elle communiquait de l'orbite à la dure mère qui n'avait point été offensée.

On voit, dans le musée de M. Heaviside, le crâne d'une femme qui avait eu à l'os maxillaire une tumeur considérable, dont une partie s'était ossifiée. Il n'a pas une histoire exacte de cette maladie dont il a bien voulu me confier les dessins que l'on voit à la figure 1 de la planche VI, deuxième partie, et à la planche VII. Sa marche a duré environ cinq ans; au bout de quatre, il se forma de la matière sous la peau du visage dont l'ulcération produisit un écoulement qui fit enfin succomber la malade.

J'ai eu l'occasion, il y a peu d'années, d'observer les progrès d'une maladie de cette espèce chez M. V., gentleman fort respectable. La maladie s'était montrée spontanément au-dessus des molaires, comme une tumeur qui occasionnait le gonflement de la joue. D'après l'ordonnance de M. Cline, je fis, plus de quinze jours de suite, des incisions dans cette tumeur avec une lancette. Il y eut une hémorragie considérable qui diminua la tension occasionnée par la plénitude des vaisseaux.

Pendant l'accroissement de la tumeur, il y eut absorption de l'os maxillaire et des racines des dents qui devinrent vacillantes et qu'il fallut extraire *. Enfin, elle devint si volumineuse qu'elle remplissait presque la bouche et causait une grande difformité en gonflant la joue. Les incisions avec la lancette et l'hémorragie qui les suivaient avaient bien retardé les progrès du mal pendant près de cinq ans; mais dès que l'ulcération fut prononcée, elle eut bientôt épuisé les forces du gentleman qui mourut au bout de quelques mois.

* Planche II, deuxième partie, figure 17.

M. Cooper possède deux exemples remarquables d'ossification de l'antre maxillaire. Ce sont deux tumeurs qui, en grossissant graduellement, avaient causé dans la structure des orbites, un tel désordre, que les yeux en sortaient. A la longue elles finirent par exercer sur le cerveau même une pression d'où résulta la mort du malade.

DES

IMPERFECTIONS DU PALAIS.

La nature laisse souvent la structure du palais imparfaite. Il y a même beaucoup de variétés de ce genre de défectuosité. Chez quelques personnes, le voile pendant ou le palais mol manque ; chez d'autres, il existe une fissure le long de ce toit de la bouche ; en sorte que l'os et la partie molle se trouvent divisés. On peut rarement remédier à ce défaut de la nature par des palais artificiels ; il serait cependant bien à désirer que l'on trouvât un moyen de couvrir cette ouverture, et d'empêcher par-là les alimens de passer dans les cavités du nez : on rendrait la situation du malade moins désagréable, et le son de sa voix mieux articulé. Mais la partie molle du palais est si irritable, que tous les moyens artificiels d'en corriger les défauts sont inadmissibles, ou que l'on ne doit attendre aucun résultat favorable de leur emploi.

On ne peut attacher les palais artificiels qu'aux dents, ou bien aux côtés de la fissure elle-même. Si les dents

n'ont pas encore acquis toute leur consistance, des atta-
ches indispensables en causeront la perte prématurée :
d'un autre côté, en fixant ces palais aux côtés de la
fissure, on risque de l'élargir, ou du moins d'empêcher
la contraction que la nature pourrait elle-même opérer.

Quelquefois cette fissure est encore accompagnée d'un
bec de lièvre, et alors il est ordinaire que l'os de la
mâchoire soit déformé et jeté en avant.

On voit dans la planche VII, deuxième partie, une
défectuosité de ce genre, qui se rencontra chez un enfant né avec un *bec de lièvre*, et confié aux soins de
M. Heaviside. L'os de sa mâchoire supérieure se projetait en avant du nez, ce qui n'empêcha pas trois dents
de percer dans cette partie à l'époque de la dentition;
alors l'aspect de la bouche fut tel que la figure le représente. M. Heaviside, qui fut alors consulté pour la
première fois, crut devoir différer l'opération jusqu'à
ce qu'on n'eût plus à craindre que la résistance de
l'enfant la fît échouer, et il ne la commença que quand
le sujet eut atteint sa sixième année. Il détacha d'abord
un morceau de peau qui croissait à la surface de l'os;
il scia ensuite la partie qui se projetait en avant, et
l'enleva ainsi que les trois dents qui y étaient contenues,
même planche, figure 2. Un an après, il fit la suture
du bec de lièvre d'un côté, laissa le malade tranquille

pendant une année, au bout de laquelle il fit la même opération de l'autre côté. Le morceau de peau qui avait été détaché de la surface supérieure de l'os forma la partie centrale de la lèvre, et après la cure le visage de l'enfant parut parfaitement régulier, tel qu'on le voit à la figure III.

Les os du palais sont quelquefois affectés par les symptômes secondaires de la maladie siphilitique. Dans ce cas, il y a une exfoliation considérable. Quelquefois on perd une grande partie de l'os palatin, des cloisons alvéolaires, avec quelques dents de devant. En général, on remédie assez facilement aux défectuosités que cette perte occasionne. S'il n'y a qu'une simple ouverture au palais, il est possible de la couvrir parfaitement avec une légère plaque d'or, faite exprès, que l'on fixera aux dents, et aux côtés de l'ouverture. Si la perte des dents est jointe à cette défectuosité, on pourra en atta-cher d'artificielles au faux palais, et arranger le tout avec assez d'art pour rendre au visage sa première apparence et à la prononciation toute sa netteté.

En général, on remédie facilement aux défectuosités du palais lorsqu'elles ne sont pas accompagnées de la perte du voile; mais lorsqu'il n'existe plus, l'extrême irritabilité des parties avec lesquelles il était en con-nexion, rend incertain le succès de tout ce qu'on veut lui substituer, quelque ingénieuse qu'en puisse être l'in-vention ; car toute substance étrangère qui vient à tou-cher la partie postérieure de la langue, ou des fosses nasales, y produit toujours une irritation.

Les os palatins sont quelquefois sujets à l'exostose qui détruit la forme arquée du toit de la bouche *. J'ai vu une substance cartilagineuse qui s'était formée au palais d'une jeune dame, et avait été disséquée par M. Arbernetty.

* Planche V, deuxième partie, figure 8.

DES DENTS ARTIFICIELLES.

JE ne prétends présenter sur ce sujet que des vues générales, car un art mécanique ne peut être enseigné que par la pratique.

La difficulté de prononcer, et de triturer convenablement les alimens, qui résulte de la perte des dents, a fait désirer qu'on leur substituât quelque chose qui parât à cet inconvénient. C'est pour cela que les dents artificielles ont été inventées ; non-seulement elles remplissent cet objet, mais encore elles conservent la symétrie de la bouche.

On les fait très-communément avec la dent de l'hippopotame, qui est la substance osseuse la plus dure que nous connaissions. M. De Chemant en a inventé et introduit de porcelaines. L'invention de ce gentleman est recommandable. La substance dont il se sert étant inaltérable par l'acidité ou d'autres actions particulières aux fluides de la bouche, est plus propre à cet égard que toute autre à la fabrication des dents artificielles ; mais comme elle n'imite pas suffisamment la nature, l'auteur de cette invention n'est pas fondé à prétendre qu'elle mérite une préférence exclusive.

La fabrication des dents artificielles exige une habileté qui ne peut s'acquérir que par le travail et la patience. C'est l'exactitude avec laquelle elles s'adaptent à la bouche, et leur aptitude au service qu'on en attend, qui constitue leur principal mérite. Pour les construire convenablement et exactement, on prendra, en cire, le modèle de la place qu'elles doivent occuper. Sur ce modèle, on en coulera un autre en stuc. La bouche étant empreinte en creux sur la cire, le plâtre donnera, en relief, une représentation exacte de sa forme et de ses dimensions. Le modèle ainsi obtenu, on préparera avec grand soin la substance dont on veut composer les dents, ensuite on leur donnera la figure convenable pour qu'elles cadrent parfaitement avec les autres. On suivra cette méthode, soit qu'il s'agisse de plusieurs dents, soit qu'il ne s'agisse que d'une seule, soit qu'on veuille faire un râtelier complet.

On fixe les dents artificielles au moyen d'un fil de soie ou d'or que l'on attache à celles qu'elles joignent. Si elles ont été faites convenablement pour la place qu'elles doivent occuper, un lien faible suffira pour les y contenir. Dans tous les cas, on évitera de trop serrer les ligatures qui, si elles étaient trop fermes, ne man-

queraient pas de causer de la douleur et même un grand
mal : quelquefois on se sert d'un ressort en or.

Les remarques ci-dessus ne se rapportent qu'au cas
où les dents artificielles en remplacent qui ont été extraites ou qui sont entièrement tombées : mais quand
on les substitue à des couronnes détruites par la carie,
on doit suivre d'autres procédés.

Les incisives et les cuspides de la mâchoire supérieure
sont quelquefois tellement minées par la carie, qu'il ne
reste presque que leurs racines renfermées dans les
alvéoles. Quand elles sont dans cet état, et que leurs
racines n'éprouvent aucune maladie, on peut en substituer d'autres sans le secours d'aucun lien. Dans ce cas, on
opérera de la manière suivante. Toutes les parties de la
couronne que la carie n'a pas détruites, seront emportées
presqu'au niveau de la gencive par une lime : l'on trouvera
dans la racine une cavité naturelle, que l'on préparera
à recevoir le pivot par lequel la nouvelle dent y doit être
fixée, en l'arrondissant et en la polissant au moyen d'un
petit instrument appelé broche. Cela fait, on prendra
une couronne de dent humaine, semblable à celle que
l'on veut remplacer : on y fera un trou dans lequel on
vissera fortement un bout de fil d'or d'une longueur et
d'une grosseur que l'on rendra, au moyen de la lime,
parfaitement égal à la profondeur et au calibre du creux

préparé dans la racine et dans lequel on l'introduira.
Si les dimensions sont exactes, il y restera pendant
plusieurs années sans causer de gêne et sans exiger le
moindre soin. On parvient ainsi à donner à la même
personne plusieurs dents artificielles , de manière qu'on
ne puisse pas, même après plusieurs minutes d'examen,
les distinguer des naturelles.

On s'est beaucoup récrié contre cet emploi des dents
humaines, et on s'est fondé sur les symptômes alarmans
qui résultaient de la transplantation. Certainement personne n'est plus ennemi que moi de cette ancienne et
dangereuse méthode; mais quelle différence entre ce
procédé et celui que je viens de recommander. Dans le
mien on ne se sert que d'une seule partie de la dent
étrangère, et cette partie doit être considérée comme
étant dans le même état que toute autre partie d'os.
Aucune dent construite par l'art n'est comparable à une
dent naturelle fixée de la manière que je viens d'indiquer ; car l'art n'imitera parfaitement ni la forme ni la
couleur de la nature.

Les dents de notre espèce, montées sur une plaque
d'or, ou sur une base tirée de la dent d'un hippopotame, peuvent être fixées de la même manière que
celles qui sont le produit de l'art seul, et elles répa-
rent mieux le ravage que le temps ou les maladies ont

fait dans notre bouche, parce qu'elles ne diffèrent d'un râtelier naturel ni par leur couleur ni par leur forme.

C'est M. Hunter qui, le premier, a introduit et recommandé la pratique de la transplantation des dents, et sous son inspection immédiate, elle s'est considérablement étendue. Dans son traité des maladies des dents, il entre sur ce sujet dans de forts longs détails, il y reconnaît que cette opération est difficile, incertaine, et souvent sans succès; mais comme depuis qu'elle a été admise, elle a offert, dans certains cas, des symptômes désagréables et alarmans, il a cherché, dans un dernier ouvrage, à répondre aux reproches qu'on lui faisait de sa partialité naturelle pour cette méthode de son invention. Il attribue tous les symptômes à l'irritation qui excite une symphatie désordonnée. On peut aisément concevoir combien de sympathies extraordinaires peuvent, indépendamment de toute infection, être causées par la seule irritation née de la présence d'un corps étranger, telle que la dent d'une personne, transplantée dans l'alvéole d'une autre. Je tiens du docteur *Jenner*, qu'une jeune personne eut des pustules à la peau ensuite de l'irritation que lui avait causée le seul replacement, dans la même alvéole, d'une dent qu'on lui avait extraite.

Les mauvais succès et les conséquences funestes de

la transplantation l'ont fait abandonner depuis plusieurs années, et les autres modes de suppléer à la pérte des dents ont, au contraire, des succès si étendus et si invariables, que nous n'avons pas à regretter une pratique aussi dangereuse. Je ne puis me dispenser néanmoins de faire observer que l'opération de la transplantation porte avec elle un caractère d'immoralité, puisqu'il faut faire souffrir un individu pour servir la vanité et contribuer à la convenance d'un autre.

La figure 18 de la planche II, deuxième partie, représente une dent transplantée et conservée onze ans par un gentleman. Jamais elle n'avait été bien ferme, et dès la deuxième ou la troisième année, elle était devenue vacillante. A la longue, la couronne s'était fracturée et la racine était restée dans l'alvéole. Après en avoir fait l'extraction, je m'aperçus qu'elle avait été absorbée dans toute sa circonférence, mais d'une manière curieuse et contraire à celle dont les absorbans agissent ordinairement sur les racines des dents. On sait qu'ils attaquent d'abord la pointe et s'étendent vers le collet, ici, au contraire, comme s'ils eussent senti que cette dent était un corps étranger, ils s'étaient attachés à la ronger en dehors pour la détruire plus promptement.

DE LA

MANIÈRE DE FAIRE QUELQUES OPÉRATIONS

SUR LES DENTS.

J'AI parlé, dans le cours de cet Ouvrage, de plusieurs opérations dont j'ai fait sentir l'utilité. Si je n'ai pas indiqué alors la manière de les faire, c'est que j'ai cru devoir ne pas interrompre l'histoire d'une maladie pour m'occuper d'un sujet que je me réservais de traiter dans une section particulière.

DE L'EMPLOI DE LA LIME SUR LES DENTS.

Quelques personnes ont considéré l'application de la lime comme l'opération la plus dangereuse que l'on puisse faire, parce qu'elles ont pensé que l'enlèvement de la moindre partie de l'émail était toujours suivi de la destruction de la dent. Les empiriques surtout se sont plu à répandre cette opinion, parce que les maladies étant pour eux une source de profits, ils se sont peu inquiété de la vérité lorsque l'erreur leur était utile.

J'ai recommandé l'emploi de la lime pour arrêter les progrès de la carie, et j'ai promis qu'on en tirerait les plus grands avantages : cette méthode est en effet appuyée sur les plus justes principes. La carie est une maladie dont on ne peut arrêter le cours. Sa marche est lente, mais certaine ; et dès qu'elle s'est attachée à une dent, il faut qu'elle finisse par la détruire. Le seul moyen de suspendre ses progrès, est de débarrasser la partie saine de la partie cariée. Cette théorie a toujours été justifiée par le succès toutes les fois qu'on l'a mise en pratique avant que le mal eût pénétré dans la cavité interne de la dent.

La perte d'une partie de l'émail, lorsqu'elle n'est que superficielle et ne pénètre pas jusqu'à la cavité, n'occasionne jamais la destruction d'une dent. La fracture même n'est pas toujours suivie de la carie ; on peut conséquemment enlever avec la lime une portion considérable d'une dent sans que le reste cesse d'être sain. Les usages de quelques peuples sauvages viennent à l'appui de ce que j'avance. Ces peuples ont des cérémonies dans lesquelles le sacrifice de quelques dents entre pour beaucoup. Chez les sauvages de la Nouvelle-Hollande, le grand-prêtre casse, avec grande pompe, une des incisives latérales de tout jeune homme qu'on va introduire dans la classe des guerriers. La reine d'une des tribus de la Nouvelle-Zélande, porte pour marque distinctive une pièce d'or à la place de deux dents de devant.

Les nègres de l'Abissinie et les Indiens malais fournissent des exemples frappans de l'emploi de la lime sur les dents. Les premiers taillent les incisives des deux mâchoires de manière à ce qu'elles se terminent en pointe, et ils se gardent bien, dans cette opération, de pénétrer jusqu'à la cavité *. M. Cline possède le crâne d'un de ces nègres, qui paraît avoir appartenu à un individu déjà avancé en âge. Cependant les incisives limées, comme je viens de le dire, ne présentent aucune trace de carie. C'est une preuve convaincante que l'emploi de la lime ne cause point la destruction des dents. Voici un autre exemple tiré des coutumes des Malais. Ces sauvages liment transversalement la surface antérieure des tranchans des incisives de la mâchoire supérieure, de manière que ces dents paraissent cannelées si profondément, que non-seulement l'émail est entièrement enlevé, mais que la cavité est quelquefois mise à découvert. J'ai eu occasion d'examiner les dents de trois de ces sauvages ; elles étaient limées comme on le voit à la planche VII, figure 4, deuxième partie. La carie s'était déclarée à celles dont la cavité avait été mise à découvert, tandis que les autres, dont on n'avait enlevé que l'émail, étaient

---

* Planche VII, deuxième partie, figure 5.

restées saines. Ces faits prouvent que la lime ne cause point la carie des dents toutes les fois qu'on ne la fait pas parvenir jusqu'à leur cavité.

Les incisives de la mâchoire supérieure sont, comme je l'ai dit, sujettes à se carier quand elles sont trop serrées. Pour prévenir cette maladie, il suffit de pratiquer entre ces dents, au moyen d'une lime très-fine, un espace tel qu'une feuille de papier, ou un linge très-fin, puisse y passer ; mais il faudra le rendre plus grand si elles ont déjà commencé à se carier. Dans le cas où l'une d'elles sera encore saine, afin de ne point l'attaquer en enlevant la carie de l'autre, on emploiera une lime lisse d'un côté.

Quelquefois les dents sont si sensibles qu'elles ne peuvent supporter l'action de l'outil sans douleur; alors on limera doucement, et à plusieurs reprises, jusqu'à ce qu'on ait emporté par degré la partie cariée. Si la maladie a pénétré jusqu'à la cavité, et que l'on s'en aperçoive, on se gardera bien d'employer la lime. Dans cette maladie des cloisons alvéolaires, où les dents sont chassées hors de leurs alvéoles, si l'on veut limer celle qui déborde les autres, comme elle est souvent vacillante, on l'attachera aux voisines par une ligature, et l'on opérera alors avec succès et sans difficulté. Quand il s'agit d'aplanir les aspérités de la surface d'une dent

fracturée, on doit se servir d'une de ces limes douces
que l'on fabrique à Lancashire, et qui sont propres à
cette opération délicate, mais l'on se gardera bien d'en
employer une rude.

DE L'OBSTRUATION DES DENTS.

Les personnes qui souffrent de la rage des dents,
désirent souvent que l'on obstrue la cavité de celle qui
est cause de leur douleur. Ils espèrent par-là obtenir
un prompt soulagement. Mais ils sont dans une grande
erreur.

En effet, l'inflammation étant le principe du mal, on
ne peut y remédier que par des moyens propres à
diminuer l'intensité de l'action inflammatoire. La cavité
d'une dent enflammée est ordinairement si sensible, que
la substance la plus légère lui cause, en y pénétrant, une
douleur très-aiguë. Que sera-ce donc si l'on prétend la
remplir d'une matière dure qu'on n'y peut faire entrer
sans pression? On augmentera sans doute toutes les
souffrances dont le malade réclame le soulagement. On
ne peut donc tenter cette opération que quand la dent
est parfaitement exempte de douleur et d'inflammation.

L'obstruation d'une dent lui rend un état de santé

artificielle. La cavité étant complétement remplie, on a plus à craindre qu'il s'y introduise des parties d'alimens qui, en s'y corrompant, rendraient l'haleine fétide.

La membrane nerveuse de la cavité naturelle n'est plus exposée à l'irritation, ni aussi sensible au changement de température des alimens. Si on tient la dent dans cet état, les progrès de la carie sont arrêtés pour long-temps, et l'on n'a plus à craindre la rage des dents. J'ai connu beaucoup de personnes qui, avec ces précautions, ont conservé des dents cariées pendant un grand nombre d'années sans éprouver aucune douleur.

Avant de boucher la cavité d'une dent, il faut en enlever toute matière étrangère et l'essuyer jusqu'à ce qu'elle soit parfaitement sèche; on y introduira ensuite une pièce d'or ou d'étain que l'on pressera d'une manière assez ferme pour qu'elle la remplisse exactement. Cela fait, on retranchera toutes les parties qui débordent la dent, pour que la bouche puisse se fermer sans causer de pression sur la pièce. Enfin, on polira parfaitement la surface extérieure de cette espèce de bouchon pour que la langue n'en soit point incommodée.

C'est lorsque la carie a pénétré et creusé dans la partie centrale de la dent, que le succès de cette opération est le plus certain et le plus durable. Mais si la cavité est placée sur le côté ou entre deux dents, la pièce d'or ou d'étain, qu'on y a introduite pour la remplir, est souvent emportée dans l'action de la mastication par la pression des alimens, et il faut alors renouveler l'opération.

Les instrumens propres à obstruer les dents se placent ordinairement dans le même étui que ceux dont on se sert pour les nettoyer. Ils consistent en un crochet destiné à enlever de la cavité les substances étrangères ; en un instrument droit, terminé par une courbure, au moyen duquel on pousse dans la cavité la pièce obstruante ; et en un autre, en forme de bulbe, qui sert à polir la surface de cette pièce.

Quelques chimistes ont indiqué ma nouvelle méthode d'obstruation, qui peut être fort bonne quand la dent n'est pas sensible et que la carie est située au centre. Ils veulent qu'on se serve d'une composition formée de huit parties de bismut, de cinq parties de plomb et de trois parties d'étain. Comme la température de l'eau bouillante suffit pour la mettre en fusion, ils lui ont donné le nom de métal fusible.

Après avoir bien nettoyé la cavité d'une dent, on y coule une goutte de ce métal, qui se solidifie aussitôt et pénètre, en se refroidissant, dans toutes les parties de la cavité, ensorte qu'elle se trouve parfaitement remplie et hermétiquement obstruée.

MANIÈRE D'APPLIQUER LA LIGATURE AUX DENTS.

J'ai parlé de l'application d'une ligature aux dents, comme d'un moyen que l'art emploie pour les soutenir et les raffermir lorsqu'elles sont devenues vacillantes par suite d'un coup, ou par l'absorption des cloisons alvéolaires, ou par l'accumulation du tartre.

La soie est la substance qui convient le mieux pour toutes ligatures, et on la fabrique d'une manière particulière pour celles dont il s'agit ici.

Pour appliquer la ligature, on passera d'abord le fil autour de la dent ferme la plus voisine de celle qu'on veut soutenir. On arrêtera ce fil par un seul nœud entre ces deux dents, ce qui ne causera aucun inconvénient : on en passera ensuite autour de la dent faible les deux bouts que l'on arrêtera de la même manière. S'il n'y a qu'une dent vacillante, on l'enfermera dans une ligature appliquée à l'une et à l'autre de ses voisines. S'il y en a plusieurs, après avoir attaché le fil à une dent ferme, on les enfermera l'une après l'autre entre ses bouts que l'on attachera par un nœud double à la première dent ferme que l'on trouvera au côté opposé à la première.

Une ligature faite de cette manière est souvent long-temps sans se briser ; elle soutient et raffermit les dents vacillantes, les empêche d'être incommodes et en retarde la chute. Quand elle vient à se rompre quelque part, il faut l'ôter entièrement et en placer une nouvelle.

DU NETTOYAGE DES DENTS.

Par cette expression de *nettoyage des dents*, je n'entends que l'enlèvement du tartre, quoique par un préjugé populaire, beaucoup de personnes y attachent l'idée de la destruction de l'émail.

On emploie, pour cette opération, des instrumens de formes diverses, adaptés et facilement applicables aux différentes parties des dents. L'assortiment le plus convenable que l'on puisse en faire se compose d'un instrument qui a la forme d'un ciseau, d'un autre en manière de pointe, d'un troisième qui est semblable à une rugine ou petite rape à trois pointes, propre à gratter, mais ayant un dos poli. On trouve encore dans certains assortimens des outils d'une autre forme, mais qui sont plutôt des objets de caprice que d'utilité réelle. C'est d'ailleurs moins à la forme d'un instrument qu'à la manière de s'en servir, que l'on doit attacher de l'importance.

La personne dont on va nettoyer les dents doit être placée sur un siége, ayant un dossier élevé pour qu'elle puisse y appuyer sa tête, de manière qu'elle ne soit point gênée pendant l'opération, et que le chirurgien puisse la faire facilement. Celui-ci doit s'habituer à enlever le tartre sans violence, et à opérer d'une main légère.

L'instrument en forme de ciseau, ainsi que celui qui est droit et pointu, servent pour la surface antérieure des incisives inférieures; celui qui a une pointe recourbée, ainsi que la rugine, s'appliquent à la partie extérieure des molaires et des autres dents : les autres instrumens à trois pointes et rapans sont pour les parties postérieures. Avec un peu d'habitude et d'attention, on parvient à faire cette opération sans appuyer pesamment sur la bouche et sans ébranler les dents ; et ce sont deux choses de la plus grande importance.

DE L'EXTRACTION DES DENTS.

Iᴌ est peu d'opérations dans l'art de guérir qui répugne plus aux malades et aux chirurgiens que celle de l'extraction d'une dent : l'un craint de la subire et l'autre de la faire. Mais dans ce dernier, la crainte ne peut naître que d'un défaut de confiance dans son habileté ; il n'ose entreprendre ce en quoi il n'est pas assez sûr de réussir. C'est pourquoi je présenterai quelques conseils propres à rassurer l'opérateur timide et à lui inspirer du courage.

L'opération est plus ou moins difficile et plus ou moins commode à faire, selon les divers états des dents qu'il est nécessaire d'extraire. Chez quelques personnes elles sont vacillantes, au point qu'on peut presque les enlever avec les doigts : chez d'autres, au contraire, la direction, la force des racines, et la carie, font que l'opération exige beaucoup de précaution et d'adresse.

L'extraction est nécessaire chez les enfans pour prévenir l'irrégularité de la série des dents permanentes, ou pour y remédier, et dans le cas assez commun où la carie des molaires leur cause une grande douleur, et, chez les adultes, lorsque les dents vacillent par suite de l'absorption des alvéoles, et pour beaucoup d'autres raisons, telles que les effets de la carie.

Il serait superflu de passer en revue tous les instrumens qu'on a imaginé pour faire cette opération. Je me bornerai donc à décrire ceux qui sont réellement en usage, et à faire quelques remarques sur ceux qui ont été fortement recommandés. L'instrument connu sous le nom de clef germanique est le plus généralement usité. Il a subi dans sa forme plusieurs changemens et reçu plusieurs améliorations, aux moyens desquels il est devenu aussi parfait qu'on puisse le désirer.

Le premier perfectionnement matériel lui a été donné par M. Spence. Il consiste dans une partie qui se projette au bout du chevet ou compresse, au travers duquel la vis est passée. Cette addition a eu pour but de placer à cette partie avancée un crochet dont on a reconnu l'utilité pour l'extraction des dents de sagesse.

M. Savigny a introduit de plus l'usage d'un chevet rond, et a donné une forme élevée à la tige de l'instrument; ce qui est extrêmement convenable pour prévenir toute offense qui, sans cela, pourrait être faite aux dents de devant, lorsque, pour opérer, on est obligé d'appuyer sûr le côté intérieur de la mâchoire. Il m'a paru que si la clef était arrangée de manière à ce qu'on pût placer un crochet derrière le chevet, elle réunirait tous les avantages possibles. Cette idée m'a été inspirée par le principe qui a fait naître le perfectionnement de M. Spence, et qui consiste à donner un point d'appui hors de la place qu'occupe la dent cariée qu'on veut extraire. Dans l'instrument de M. Spence, le crochet est placé en avant du point d'appui, dans le mien il est en arrière. Cette amélioration m'a été très-avantageuse pour l'extraction des bicuspides de la mâchoire inférieure, et surtout dans le cas où une grande inflammation rendait très-sensible la partie sur laquelle le point d'appui ordinaire devrait être appliqué, puisqu'au moyen de mon perfectionnement j'ai exercé la pression sur un point insensible au lieu d'agir sur une partie enflammée.

Les figures de la planche VII, deuxième partie, éclaircissent parfaitement ce que je viens d'exposer. Les changemens faits à cet instrument depuis M. Savigny et M. Spence, qui l'avait perfectionné avant lui, consistent en ce que l'on a adopté un crochet en arrière du chevet; qu'au lieu de la forme cylindrique qu'avait ce point d'appui, on lui en a donné une ovale, parce que la première occupait trop de place dans la bouche. C'est cet instrument, ainsi perfectionné, qu'il faut employer à l'extraction des bicuspides et des molaires.

Pour extraire les molaires des enfans, on se servira d'une petite clef élastique; on aura soin de ne rien leur laisser voir qui puisse leur inspirer de la crainte. On tiendra l'instrument caché dans sa main, et l'enfant sans défiance laissera faire l'opération. On pourra monter cette petite clef sur la poignée d'une grande. Il arrive quelquefois qu'à chaque côté de la bouche une molaire excite une grande douleur; et dans ce cas, on doit désirer pouvoir ôter ces deux dents. Mais quand un enfant a souffert l'extraction de l'une, il est bien difficile de lui persuader de se soumettre à celle de l'autre. Dans cette circonstance, il faut user de toute l'adresse possible. Quand la bouche est ouverte, il est facile d'extraire plus d'une dent pourvu que le crochet de la clef élastique soit retourné assez promptement pour que l'enfant ne s'en aperçoive pas. Les parens emploient trop de sollicitations pour engager les enfans à se laisser faire l'extraction d'une dent. Ils leur disent qu'ils ne souffriront pas et beaucoup d'autres choses. Mais j'ai toujours observé que tous ces moyens étaient non-seulement inutiles, mais qu'ils produisaient un effet tout contraire à celui qu'on en attendait.

Ce qu'il y a de mieux à faire, c'est de ne pas parler à un enfant de l'intention que l'on a de lui faire cette opération; il faut qu'il se rende au moment même. En voulant les préparer, on ne fait que leur tourmenter l'imagination; ils souffrent d'avance, et au moment décisif, ils ont perdu tout courage.

Pour l'extraction des incisives chez les adultes et des molaires vacillantes chez les enfans, on se sert d'un instrument nommé le PACES ; c'est un perfectionnement du CROW's BILL qu'on employait autrefois. La forme recommandée par le docteur Blake, de Dublin, est la meilleure. Ces instrumens doivent être droits et recourbés. Il faut qu'ils soient plus forts et plus grands pour les dents des adultes que pour les temporaires des enfans. On emploie à l'extraction des chicots un instrument communément appelé *pince;* mais pour ôter un chicot vacillant ou une petite esquille, on se sert d'un forceps plus grand que les forceps ordinaires.

Quelques personnes ont recommandé fortement des instrumens adaptés pour l'extraction perpendiculaire des dents. Mais quoique leur construction ait demandé beaucoup de talent, ils ne peuvent être d'un usage général : ils agissent d'après les principes suivans. L'instrument ayant été fixé sur une dent cariée, on a par son moyen une action assez puissante sur elle ; on l'extrait de son alvéole, justement comme on débouche une bouteille avec un tire-bouchon. Mais il y a contre ce mode d'extraction plusieurs objections auxquelles on ne peut répondre. D'abord, comme le mécanisme de l'instrument est très-compliqué, on ne **peut** l'employer avec promptitude, et c'est un défaut extrêmement grave. Secondement, il arrive souvent que la dent à extraire soit plus forte que celle sur laquelle se fait la contre-pression; et dans ce cas, on fait souffrir une dent saine sans pouvoir extraire celle qui est cariée. D'un autre côté, il est aussi impossible d'extraire perpendiculairement les dents qui ont des racines divergentes, qu'il le serait d'arracher de la même manière un morceau de bois en queue d'aronde enfoncé dans une mortaise. Enfin, quelquefois les dents contre lesquelles la contre-pression a eu lieu, sont tellement ébranlées qu'elles ne peuvent rester. Les divers essais que j'ai faits de ces instrumens n'ayant servi qu'à me convaincre de la force des objections, j'en ai conclu qu'ils ne pouvaient être d'un usage général.

Je vais maintenant passer à la manière d'extraire les différentes sortes de dents, et indiquer les dispositions nécessaires selon les circonstances.

Avant d'opérer l'extraction, on doit, autant que possible, séparer les gencives du collet de la dent et des bords de l'alvéole : on se sert pour cela d'une lancette à gencives, et préférablement de celle dont l'extrémité est arrondie; par cette précaution on prévient le déchirement de la gencive, et on se procure la facilité de pousser le crochet de l'instrument assez avant sous la gencive pour qu'il soit appuyé fortement sur le collet de la dent. On peut se dispenser de se servir de la lancette avec les enfans, pour ne pas les intimider ; d'ailleurs, comme leurs dents ne tiennent pas très-fortement aux alvéoles, on risque peu d'offenser leurs gencives.

Les incisives et les cuspides, quoique très-sujettes à la carie, occasionnent rarement la rage des dents. On ne les extrait guère pour ce sujet ; et quand elles sont vacillantes, un *paces* suffit ordinairement pour faire l'opération. Quand ces dents sont tenaces, on est dans l'usage d'employer la clef ; mais il y a deux ou trois objections à faire contre cette méthode. Les racines de ces dents sont longues, et leurs alvéoles ont peu d'épaisseur ; il est donc presque impossible de les arracher avec la clef, sans fendre la cloison alvéolaire, accident qui, joint à la pression de l'instrument, occasionne, sur le devant de la bouche, un ulcère d'autant plus désagréable qu'il est long à se guérir et très-visible, ce qui mécontente beaucoup le malade. On court d'ailleurs le danger de fracturer la dent au milieu de sa racine, surtout si c'est une cuspide. En se servant du *paces*, on évite tous ces accidens. Comme ces dents sont droites, on les extrait avec cet instrument dans la direction de leurs racines, qui sont coniques, et l'on ne court ni le risque de la fracture, ni celui d'offenser la gencive. Pour réussir dans cette opération, on doit saisir la dent à sa racine, aussi avant que possible sous la gencive. On tient l'instrument avec assez de force pour serrer la dent sans la briser, et par un mouvement de poignet, fait d'un côté à l'autre, sans violence, mais vivement, on sépare le périoste de la racine des parois de l'alvéole. La dent étant ainsi ébranlée, on la tire dans une direction perpendiculaire; quelquefois on ne produit cet ébranlement qu'après plusieurs efforts; et il faut remarquer qu'un homme, avec toute sa force, ne parviendrait qu'avec peine à terminer l'opération, s'il agissait toujours dans une direction verticale. Mais quand une dent a été d'abord ébranlée par un mouvement oblique de droite à gauche, on la tire alors sans difficulté. Les dents des enfans sont toujours faciles à extraire de cette manière : le seul obstacle qu'on éprouve naît de la crainte qu'ils ont de l'opération.

Les bicuspides et les molaires doivent être extraites avec une clef, munie de trois crochets adaptés aux différentes dimensions des couronnes. Le plus petit est propre aux bicuspides, le moyen aux molaires de la mâchoire inférieure et aux dents de sagesse de la mâchoire supérieure, et le plus grand à la seconde molaire de cette même mâchoire. Pour extraire les bicuspides de la mâchoire supérieure, on se sert du crochet placé selon l'usage le plus commun, parce qu'elles cèdent facilement. Mais comme celles de la mâchoire inférieure sont très-longues et très-minces, leurs racines peuvent se fracturer aux deux tiers environ de leur longueur , et rester en partie dans l'alvéole , à cause de la pression qu'exerce, à l'extérieur, sur le milieu de la racine, le chevet de l'instrument, et de la résistance qu'oppose de l'autre côté la partie inférieure et interne de l'alvéole. On évite ces accidens en plaçant le crochet derrière le chevet, comme dans la fig. 8 de la planche VII, deuxième partie, et dans la fig. 2 de la planche VIII. De cette manière l'instrument n'agit sur la dent qu'à la place où le crochet est fixé, et le point d'appui, qui se trouve plus avant, n'exerce aucune pression sur le côté de l'alvéole. C'est ainsi qu'on extrait facilement la dent sans la briser. On ôte les molaires au moyen d'un crochet propre à leurs tailles et fixé vis-à-vis le point d'appui *.

Il a existé une grande diversité d'opinions relativement au sens dans lequel on doit faire l'extraction. Les uns voulaient qu'on la fît en dedans pour les secondes et troisièmes molaires de la mâchoire inférieure, et en dehors pour toutes les autres dents. Ils se fondaient sur ce que les premières inclinent naturellement en dedans, et sur ce que les parois internes de leurs alvéoles étant minces, elles doivent céder avec moins de peine, et rendre l'extraction plus facile de ce côté que de l'autre. Mais une longue expérience m'a appris que cette

---

* Planche VII , deuxième partie , figure 7 ; planche VIII, figure 3.

méthode était difficile, et dangereuse à suivre. Si ces dents inclinent en dedans, elles sont placées en dehors de la perpendiculaire, relativement à la mâchoire, et penchent considérablement sur leur base. Lorsque l'instrument est fixé, le crochet saisissant la dent à son côté externe, le chevet presse la gencive dans une direction d'autant plus éloignée de la diagonale, que la force active est exercée selon une ligne oblique qui, de la partie extérieure du collet passe à-peu-près au milieu de la partie intérieure des racines; il en résulte que si celles-ci sont très-fortes, on court le risque de les fracturer et d'en laisser une partie dans l'alvéole; il peut même arriver que l'extraction de la dent soit accompagnée d'une fracture très-étendue des cloisons alvéolaires *.

D'ailleurs, la pression contre les parties molles qui avoisinent la langue, cause une grande douleur, et produit un gonflement et une irritation qui dure quelque temps. Quelquefois d'ailleurs la carie se trouvant située l'endroit où le crochet devrait avoir prise, rend ce mode d'extraction impraticable. Cette circonstance se présente souvent aux dents de sagesse, que l'on ne peut alors extraire qu'avec l'instrument perfectionné par M. Spence **.

* Planche VIII, deuxième partie, figure 5.

** Planche VII, deuxième partie, figure 6.

Il faut donc établir, comme règle générale, que l'instrument doit toujours être appliqué de manière à extraire les dents en dehors, excepté dans les cas où la situation de la carie s'y oppose absolument.

Les dents de sagesse de la mâchoire inférieure sont celles dont l'extraction présente le plus de difficulté. L'os de cette mâchoire commence à s'élever sur le côté externe, pour former le coronoïde, et chez quelques individus cet os, à sa naissance, est presque aussi élevé que la dent. On ne trouve donc pas là assez de place pour le chevet de l'instrument, et il serait toujours nécessaire de tirer la dent en dedans, si l'on n'avait pas trouvé un moyen sûr de la tirer en dehors : ce moyen consiste dans l'amélioration faite à la clef, par M. Spence. On ne pouvait extraire en dedans une dent de sagesse dont la carie avait ravagé la partie extérieure, parce qu'on n'y trouvait pas de prise pour le crochet de l'instrument. Il était impossible aussi, avant cette amélioration, de l'extraire en dehors, parce que l'élévation de l'os ne laissait plus assez d'espace pour le chevet de la clef; mais M. Spence, en plaçant le crochet en avant du chevet de l'instrument, a obvié à toutes ces difficultés; parce qu'en faisant porter ce chevet sur la mâchoire, au côté externe de la seconde molaire, et en fixant le crochet sur la partie interne de la dent de sagesse, on peut l'extraire en dehors sans courir le moindre risque.

En opérant de cette manière, on évite beaucoup de difficultés, et l'on ne s'expose point à fracturer de grandes
portions des cloisons alvéolaires *.

Souvent on extrait les chicots sans peine. Quelquefois
même ils sont tellement repoussés hors de l'alvéole,
qu'on les ôte sans aucun effort. Mais on ne peut le faire
sans de grandes difficultés, lorsqu'ils sont placés profondément dans la mâchoire et tellement ruinés qu'il
n'en reste à découvert qu'une très-faible partie. Rarement
on peut opérer avec la clef, parce qu'ils ne laissent pas
de prise à cet instrument. Il faut donc recourir à la
pince.

On écarte les gencives avec la lancette, pour pouvoir
appliquer cet instrument à quelque partie solide du
chicot. On le pousse ensuite avec assez de force pour
détacher les racines de l'alvéole; mais comme il est à
craindre qu'il ne glisse et ne déchire quelque partie de la
bouche, on doit, pour prévenir tout accident, avoir soin
d'y introduire l'index de la main gauche, enveloppé d'un
morceau de drap qui reçoit la pointe et empêche qu'aucune partie n'en soit offensée.

Quand on veut extraire une dent avec la clef, il faut
choisir un crochet propre à sa taille; car s'il est trop

* Planche VIII, deuxième partie, figure 1.

grand, on peut enlever des parties de l'alvéole ; et s'il est trop petit, comme il n'agira que sur la couronne, il est presque certain qu'on la fracturera, et qu'on laissera les racines en place.

La planche VIII, deuxième partie, offre plusieurs exemples d'accidens arrivés par suite de l'emploi de crochets trop grands. La figure 7 représente les trois molaires de la mâchoire supérieure arrachées de la bouche d'un individu, par un opérateur imprudent qui voulait n'en n'extraire qu'une qui était cariée.

La figure 8 représente une dent de sagesse d'une dame dont, comme on peut le voir, une grande partie de la mâchoire inférieure fut emportée avec cette dent arrachée en dedans avec un instrument trop large.

La fixation de l'instrument exige des précautions sans lesquelles on s'expose à fracturer la dent, ce qui est arrivé souvent faute de les avoir prises. La clef agit précisément dans le principe d'un levier de la première espèce ; elle est une amélioration du *pélican*, qui consistait en un crochet pour saisir la dent, un point d'appui qui pressait sur la mâchoire et en une poignée droite, au moyen de laquelle on faisait agir l'instrument. Dans la clef, telle qu'elle est aujourd'hui, le crochet forme le point du levier, le chevet celui de l'appui, et la poignée maintenant placée de manière à former un angle droit à l'égard du crochet, est la partie au moyen de laquelle s'exerce la puissance de l'instrument.

Le crochet doit toujours être fixé le plus près possible du collet de la dent, pour que la puissance agisse sur les racines; le chevet doit être appuyé du côté opposé et plus bas que la pointe du crochet. L'instrument étant ainsi placé, dès que l'on exerce sa puissance, en tournant le poignet, il tend immédiatement à soulever la dent *. Mais si le crochet et le point d'appui sont directement opposés l'un à l'autre, la force ne tend point à *soulever les racines ; elle n'agit que sur la couronne*, qui peut être emportée sans que les racines soient même ébranlées, et le crochet peut se rompre dans le centre de sa courbe **.

Quand l'instrument est fixé d'une manière convenable, il faut prendre garde à la manière de s'en servir. Il en est une qui ne peut être trop réprouvée, car elle a souvent de funestes conséquences. Elle consiste à soulever rapidement la dent, en tournant l'instrument par un coup soudain et violent. J'ai vu tant d'accidens résulter

* Planche VIII, deuxième partie, figure 4.

** Planche VIII, deuxième partie, figure 6.

de cette méthode, que je ne puis la désapprouver en des termes trop forts. On ne peut extraire une dent heureusement, si son adhésion à la mâchoire n'est vaincue par une force qui, croissant graduellement, oblige les liens qui l'attachent à céder sans causer aucun dommage aux parties voisines. C'est parce qu'on s'écarte de ce principe, qu'il arrive des désagrémens sans nombre; que fréquemment les dents sont brisées dans les alvéoles, et que par fois la mâchoire elle-même, et plus souvent les cloisons alvéolaires, éprouvent des fractures très-considérables. Il y a six ans, je fus appelé par une dame qui souffrait beaucoup des suites de l'extraction d'une dent faite de cette brusque manière. Cette dent, qui était la seconde bicuspide inférieure, ayant été enlevée par une secousse violente de l'instrument, deux ou trois jours après, la joue était devenue très-enflée, et il s'était formé un dépôt considérable, qui avait pris son issue par l'alvéole d'où la dent avait été tirée. Cette dame était dans cet état lorsqu'elle m'appela. Le pus coulait abondamment, et l'autre bicuspide, qui commençait à vaciller, devint bientôt douloureuse et parut être une cause d'irritation. Je jugeai convenable de l'extraire, et quelques temps après il y eut exfoliation de plusieurs pièces de la mâchoire. Cependant la douleur ne se calmait pas; la première molaire, affectée par l'abcès, commença à devenir sensible; elle fut extraite, et après l'opération, je pus enlever de la mâchoire une grande partie de l'os exfolié. Aussitôt l'écoulement cessa, et bientôt les parties affectées furent parfaitement guéries.

Ainsi, dans cet exemple, on voit que trois dents ont été perdues à cause de la maladie d'une seule; on voit une exfoliation considérable de la mâchoire, accompagnée de six mois de douleur excessive, et tout cela par l'imprudence d'un chirurgien qui avait opéré par une secousse violente.

Pour bien extraire une dent, il faut être ferme et se bien posséder. Avec ces qualités le chirurgien ne se troublera jamais au point de prendre une dent saine pour une dent malade, et n'agira jamais avec cette précipitation qui expose souvent la santé de la personne que l'on opère.

Un professeur d'anatomie très-distingué a dit : « Toutes les opérations sont exécutées assez vite quand elles le sont bien. » Cette observation est parfaitement applicable à l'extraction des dents.

La méthode que j'ai toujours suivie avec le plus grand succès a été d'augmenter, par degré, la puissance de l'instrument jusqu'à ce que la dent fût ébranlée, et de chercher ensuite, en levant la main, à la tirer le plus près possible de la direction perpendiculaire.

Quelquefois, malgré toutes les précautions que l'on a prises, des portions des cloisons alvéolaires sont fracturées et enlevées avec la dent si elles lui sont adhérentes, et, dans le cas contraire, elles restent dans l'alvéole. On doit donc avoir soin d'examiner les gencives après l'opération, et si l'on y sent vaciller quelques esquilles, on doit les enlever. Il convient, pour cela, d'être muni d'une paire de forceps. Les gencives continueraient d'être sensibles, elles ne pourraient se guérir avant que ces esquilles eussent été séparées de l'os. On peut, sans causer d'inquiétude au malade, faire cet examen au moment où l'on referme les gencives.

Quand la couronne d'une dent est ruinée par la carie, on ne réussit pas toujours à l'extraire parfaitement. La racine entière, ou quelqu'une de ses parties, reste en place. Quelquefois les gencives en viennent recouvrir quelques portions, mais ces débris n'incommodent pas long-temps. Le fonds de l'alvéole, en se refermant, les repousse graduellement jusqu'à ce qu'on puisse les saisir et les extraire. D'ailleurs, après la destruction d'une partie de la membrane nerveuse et l'hémorragie causée par l'opération, la rage de dents n'est plus à craindre, et si les chicots deviennent incommodes au bout de quelques mois, on peut facilement les enlever.

Quelquefois aussi l'opération de l'extraction est suivie

d'une hémorragie considérable et qui dure long-temps.
C'est que, dans ce cas, le vaisseau qui appartenait à la
dent ne se contracte pas, ou que, comme il est trop large,
il ne se forme pas un escare suffisant pour arrêter le sang :
le malade peut alors en perdre une grande quantité. Dans
cet accident, on arrête l'hémorragie par la pression. On
introduit, pour cela, dans l'alvéole, un peu de charpie
ou de coton imbibé de thérébentine, sur quoi on met
une bonne compresse de charpie que l'on foule avec le
doigt ou avec les dents de l'autre mâchoire, et le sang
cesse bientôt de couler. Il n'y a pas d'avantage à employer, dans cette circonstance, les lotions astringentes,
puisqu'elles n'agissent pas dans cette occasion sur les
vaisseaux d'où sort le sang.

DE LA LUXATION

DE LA MACHOIRE INFÉRIEURE.

Quand j'ai commencé cet ouvrage, je n'étais pas dans l'intention de traiter un sujet sur lequel je n'avais aucune expérience. Mais ayant eu l'occasion de soigner depuis une luxation de l'espèce dont il s'agit ici, j'ai cru que quelques observations sur ce grave accident pourraient être utiles et ne seraient pas déplacées. Mon principal but c'est d'exposer un moyen de réduction qui, quoiqu'il ait été recommandé, n'est pas aussi connu qu'il mérite de l'être, puisqu'il est beaucoup plus expéditif et moins pénible pour le malade que celui que l'on emploie généralement.

La structure de l'articulation de la mâchoire inférieure et la nature de sa dislocation ont été exposées dans le plus grand détail par des anatomistes très-distingués.

Une excellente dissertation du docteur *Monro*, insérée dernièrement dans les Essais de médecine d'Edimbourg, et publiée depuis dans l'édition complète de ses ouvrages, comprend non-seulement une description anatomique de la mâchoire, mais elle contient encore les règles les plus exactes pour en réduire la luxation.

Les condyloïdes de la mâchoire inférieure sont en connexion avec les os temporaux situés précisément sous la naissance de l'arcade zigomatique et en avant du *meât auditoire externe*. Dans cette partie de chacun des os temporaux, il y a une cavité destinée à recevoir les condyles, et une éminence ou tubercule qui, avec les cavités, forme la surface articulatoire *. Les condyles de la mâchoire, les cavités et l'éminence des temporaux sont recouverts d'un cartilage uni. Il se trouve encore entre les condyles et les temporaux un autre cartilage mobile, et qui contribue beaucoup à la fermeté de la mâchoire dans ses mouvemens.

Toutes ces parties sont jointes par un ligament qui part de la circonférence de la surface articulatoire de l'os temporal, s'attache au bord du cartilage mobile, entoure le condyle de la mâchoire, et s'incère au collet de cet os **.

* Planche IX, deuxième partie, figure 4.

** Planche IX, deuxième partie, figure 3.

Cette jointure est admirablement construite pour favoriser la variété des mouvemens et la force d'action qu'exige la mastication; elle est particulière à l'espèce humaine. Chez tous les animaux, on trouve le cartilage mobile, parce qu'il est indispensable pour diminuer les effets du frottement. Les herbivores, qui ont besoin d'un appareil propre à broyer et à diviser leur pâture, peuvent exercer un grand mouvement latéral de la mâchoire, la faire aller d'un côté à l'autre comme cela leur arrive lorsqu'ils ruminent; et c'est ainsi qu'ils réduisent leurs alimens en une masse impalpable. C'est pour cela que chez eux les surfaces articulatoires des os temporaux sont très-larges, et permettent aux condyles de la mâchoire d'exécuter le mouvement latéral nécessaire. Chez les animaux carnivores, qui déchirent, coupent et avalent leurs alimens sans être dans la nécessité de les broyer, la mâchoire se trouve réduite à une simple jointure sur un pivot, et ne peut exercer qu'un mouvement de haut en bas et de bas en haut.

L'homme étant un habitant de tous les climats, est pourvu d'organes digestifs propres à la trituration de toute espèce d'alimens. L'articulation de sa mâchoire tient le milieu entre celle des herbivores et celle des carnivores. Elle peut exécuter le mouvement latéral, ou se réduire au mouvement vertical. La mâchoire, quand la bouche est fermée, a ses condyles placés en arrière dans les cavités ; quand ils se portent horisontalement en avant, ils glissent aussi dans ce sens sur les éminences ; et ils exécutent cette action alternativement : c'est-à-dire que l'un étant poussé en avant, l'autre est retenu en arrière ; en sorte que la mâchoire tourne d'un coté à l'autre comme dans l'action de broyer. Quand la bouche s'ouvre les condyles se portent en avant en glissant sur les éminences , et quand elle est entièrement ouverte, ils sont placés en avant des extrémités de la surface articulatoire, et se sont un peu élevé en passant sur la convexité. Dans tous ces mouvemens, le cartilage mobile est d'une bien grande utilité : étant doublement concave, et s'adaptant lui-même à la tête arrondie du condyle, ainsi qu'à l'extrémité de l'éminence articulatoire, il donne de la fermeté et de la force à la mâchoire dans tous ses mouvemens ; et sans ce cartilage elle serait exposée à une multitude d'accidens. Comme les surfaces convexes ne peuvent toucher qu'un point des condyles, ils seraient sujets à glisser en arrière dans la cavité ou à se porter en avant, ce qui causerait une dislocation.

Le mouvement de la mâchoire inférieure est produit par cinq paires de muscles, *les maxillaires, les temporaux, les ptérygoïdes externes, les ptérygoïdes internes et les digastriques. Les maxillaires, les temporaux et les ptérygoïdes internes* agissent pour élever la mâchoire et pour la porter en arrière ; *les ptérygoïdes externes* pour la porter en avant ; et quand l'un de ces muscles est seul en action, il y a un mouvement latéral : un condyle se porte en avant et l'autre reste en arrière, et dans ce mouvement alternatif la mâchoire se porte d'un côté à l'autre et produit la trituration. *Les muscles digastriques* sont employés à l'abaisser. Pour l'ordinaire, la luxation n'a lieu que quand on ouvre excessivement la bouche, comme quand on baille ; ou bien par l'effet d'une affection spasmodique des muscles, dans le moment où la bouche s'ouvre.

La mâchoire une fois luxée, reste tout-à-fait ouverte, et aucun effort musculaire n'est capable de la fermer ; on le concevra facilement si l'on observe que dans cet accident les condyles avancent tellement sur la partie antérieure de l'éminence, qu'ils ont abandonné la place particulière de leur articulation, et que les muscles ne peuvent plus les tirer, attendu que leurs extrémités postérieures sont fixées contre cette partie où l'éminence forme la naissance de l'arc zygomatique *.

Celui à qui cet accident est une fois arrivé est exposé à son retour toutes les fois qu'il ouvre beaucoup la bouche. Cette circonstance rend nécessaire la précaution

* Planche IX, deuxième partie, figure 2.

de soutenir la mâchoire pour en prévenir la trop grande tension dans le baillement. D'après cela, ceux qui ont éprouvé une luxation doivent avoir des craintes quand ils sont obligés de se faire extraire une dent, puisque la bouche doit être entièrement ouverte durant l'opération, et que leurs muscles peuvent éprouver une affection spasmodique.

Le mode de réduction qui a été le plus fortement recommandé consiste à introduire dans la bouche, entre les molaires postérieures, les deux pouces, après les avoir enveloppés de toile; à soutenir fortement, avec les doigts, la base de la mâchoire, et à appliquer sous le menton les paumes des mains. Dans cette situation, on tire la mâchoire en avant avec les doigts, et on l'abaisse à la partie postérieure avec les pouces. Si les muscles paraissent céder, on élève le menton avec les paumes des mains, et quand les condyles se dégagent des zigomes, ils glissent en arrière dans leur situation naturelle.

Le docteur Monro observe que quand les pouces n'ont pas assez de force pour opérer la réduction, son ami le docteur Simpson, professeur de médecine à Saint-André, fait usage d'une pièce de bois ronde de huit à neuf pouces de long, dont une extrémité est taillée en forme de coin. On introduit cet instrument, par sa partie la plus mince, entre les dents, du côté luxé, jusque derrière les molaires

postérieures; et après avoir soulevé la tête et le menton,
on pousse en haut l'autre extrémité de la pièce de bois
pour abaisser la partie postérieure de la mâchoire, par
la pression de l'extrémité mince, dont la force surpasse
de beaucoup celle que les pouces pourraient exercer.

C'est en voulant extraire une dent que j'ai eu occasion
d'examiner en détail la nature de cet accident. L'été
dernier, passant par Dorchester, je fus invité à me rendre
près d'un gentleman qui, après les salutations ordinaires, m'informa qu'une dame de sa connaissance, voulant se faire extraire une dent, était sur le point d'aller
à Veymouth consulter un dentiste de Londres, qui s'y
trouvait, et sur-le-champ il m'introduisit auprès d'elle.
J'appris qu'elle avait déjà éprouvé plusieurs fois l'accident de la luxation, et qu'elle redoutait d'autant plus
que l'opération n'en causa le retour, que la dent dont
elle souffrait, et qu'elle voulait faire extraire, était une
des dents de sagesse de la mâchoire inférieure. Je con-
sentis cependant à faire l'opération, à condition que
M. André, qui avait déjà fait deux ou trois fois la réduction à cette dame, serait présent. J'eus à peine fixé
l'instrument que les muscles furent attaqués du spasme,
et que la mâchoire coula en avant et se luxa. M. André
et moi nous fîmes successivement plusieurs tentatives
pour opérer la réduction, en employant la méthode
ordinaire, qui consiste à abaisser la partie postérieure de

la mâchoire avec les pouces, et à soulever le menton avec les paumes des mains; mais nous ne réussîmes ni l'un ni l'autre, quelques efforts que nous eussions faits. Je me ressouvins alors d'un moyen qui m'avait été indiqué par M. Chamant, et qu'il avait toujours employé à Paris, avec un succès prompt et entier sur une personne sujette à cet accident. Ce moyen consistait dans l'emploi d'un levier de bois semblable à celui dont parle le docteur Monro. Je cherchai à me procurer ce qu'il fallait pour le construire, et je fus assez heureux pour qu'on m'apportât une règle de bois, large d'un pouce environ et longue de dix à douze. Je la plaçai dans la bouche, de sorte qu'une de ses extrémités se trouvait sous les molaires; je soulevai l'autre avec la main, et les dents de la mâchoire supérieure devinrent le point d'appui. La mâchoire inférieure fut bientôt abaissée de ce côté. J'appliquai alors le levier de l'autre côté, et j'obtins le même succès. Les muscles tirèrent la mâchoire en arrière; elle reprit sa position naturelle.

La promptitude avec laquelle j'opérais la réduction par ce moyen, fit, à cette dame, un plaisir d'autant plus grand que les opérations qu'on lui avaient faites précédemment avaient exigé un temps considérable. Une fois, entre autres, qu'elle avait été surprise par cet accident, loin de son domicile, elle fut obligée de souffrir les efforts d'un chirurgien pendant deux heures, avant que la réduction eût lieu.

(269)

J'ajouterai à l'exemple que je viens de citer, que
M. Heaviside a été appelé dernièrement pour réduire
une luxation semblable, arrivée à une dame pendant
qu'elle avait la bouche ouverte pour se faire nettoyer
les dents. . . . .

Comme on le voit, il est fort à craindre que les per‑
sonnes qui ont déjà essuyé cet accident ne l'éprouvent
de nouveau, quand elles doivent se faire extraire une
dent. C'est pourquoi j'ai imaginé un bandage au moyen
duquel on ne court point ce danger pendant l'opération.
Ce n'est autre chose qu'une pièce de cuir disposée
pour recevoir le menton, et un bonnet fort que l'on
place sur le sommet de la tête. Ces pièces sont attachées
ensemble, de chaque côté, par deux bandes.

On fixe le bandage quand l'ouverture de la bouche
est arrivée au degré où les condyles sont descendus
aussi bas que possible. Le bonnet est alors placé sur la
partie postérieure du sommet de la tête, le cuir ap‑
pliqué au menton, après quoi l'on serre les bandes avec
des boucles *; de sorte qu'aucun effort ne peut faire
avancer la mâchoire assez pour produire une luxation,
et que l'on peut sans crainte extraire la dent.

* Planche IX., deuxième partie, figure 5.

FIN.

TABLE DES MATIÈRES

DE LA SECONDE PARTIE.

EXPLICATION

DES PLANCHES.

PREMIÈRE PARTIE.

PLANCHE I.

RUDIMENS DES CLOISONS ALVÉOLAIRES ET PULPES DES DENTS.

Figure 1. La mâchoire inférieure d'un fœtus de trois ou quatre mois. A la partie antérieure, les os commencent à sortir pour former les alvéoles des incisives.

Figure 2. Les gencives, sorties du même os de la mâchoire, offrent la première apparence des pulpes : celles des incisives sont les plus distinctes.

Figure 3. La mâchoire inférieure d'un fœtus de six mois dans laquelle les cloisons alvéolaires sont plus avancées.

Figure 4. Les pulpes, sorties de la mâchoire, formées distinctement : chacune d'elles est contenue dans sa membrane propre.

Figures 5 et 6. Les mâchoires supérieures du fœtus du même âge que dans les figures 1, 2 montrant les cloisons alvéolaires et les pulpes.

PLANCHE II.

Les figures du côté gauche de la planche représentent les dents comme elles sont naturellement situées. Celles du côté droit sont déjà sorties des alvéoles. Les lignes de points représentent les gencives.

Figure 1. Les dents, au temps de la naissance, quand elles ne sont encore que des pulpes, ayant déjà la forme de la couronne des dents.

        a. Les incisives centrales.

        b. Les incisives latérales.

        c. Les bicuspides.

        d. Les premières molaires.

        e. Les secondes molaires.

        A. Pointes d'ossification sur le sommet des pulpes des incisives permanentes.

        B. Pointes d'ossification sur les surfaces des molaires permanentes.

Figure 2. Les dents d'un enfant d'environ six à huit mois. A cette époque les incisives centrales de la mâchoire supérieure et les incisives centrales et latérales de la mâchoire inférieure se sont montrées. Les autres dents sont très-avancées dans leur croissance.

        a b c d e. Les dents temporaires.

        A. Les incisives centrales permanentes.

        B. Les incisives latérales permanentes.

        C. Les cuspides permanentes de la mâchoire inférieure.

        D. Les premières molaires permanentes.

Figure 3. Les dents d'un enfans de seize mois. Les incisives de chaque mâchoire et les premières molaires ont traversé les gencives.

        A. Les incisives permanentes fort accrues.

        B. Les cuspides.

        C. Les premières molaires permanentes.

Figure 4. Toute la série des dents temporaires ayant percé les gencives, outre les dents permanentes, ci-dessus décrites, on voit les pointes des premières bicuspides.

PLANCHE III *.

LES DENTS D'UN ENFANT DE QUATRE A CINQ ANS.

Figure 1. vues de côté. Figure 2. vues par devant.

a a a a. Les incisives centrales
b b b b. Les incisives latérales
c c c c. Les cuspides
d d d d. Les molaires

> de la classe temporaire.

e e e e. Les incisives centrales
f f f f. Les incisives latérales
g g g g. Les cuspides
h h h h. Les premières bicuspides
i i i i. Les premières molaires
k k. Les secondes molaires

> de la classe permanente.

La formation des secondes bicuspides n'a pas encore commencé.

* Pour les renvois à cette planche et aux planches IV, V, voir l'esquisse planche VI.

PLANCHE IV.

Figure 3 de la planche VI.

a a a a. Les incisives centrales
b b b b. Les incisives latérales
c c c c. Les cuspides
d d d d. Les molaires

} de la classe temporaire.

e e e e. Les incisives centrales
f f. Les incisives latérales
g g g g. Les cuspides
h h h h. Les premières et secondes bicuspides
i i. Les premières molaires
k k. Les secondes molaires

} de la classe permanente.

PLANCHE V.

LES DENTS A HUIT OU NEUF ANS. LES INCISIVES ONT MUÉ ET LES
PREMIÈRES MOLAIRES PERMANENTES ONT PARU.

Figure 4 de la planche VI.

a a. Les cuspides
b b b b. Les molaires
} de la classe temporaire.

c c c c. Les incisives centrales
d d d d. Les incisives latérales
e e. Les cuspides
f f f f. Les bicuspides
g g. Les premières molaires
h h. Les secondes molaires
i i. Les troisièmes molaires ou
dents de sagesse commen-
çant à se former.
} de la classe permanente.

PLANCHE VII.

———

Figure 1. Série complète des dents permanentes.

Rangée 1. Les dents temporaires de la mâchoire supérieure.

Rangée 2. Les dents permanentes de la mâchoire supérieure.

Rangée 3. Les dents permanentes de la mâchoire inférieure.

Rangée 4. Les dents temporaires de la mâchoire inférieure.

PLANCHE VIII.

Figure 1. Coupe longitudinale d'une dent, dont la partie osseuse a été brûlée pour rendre plus visible la distribution de l'émail.

Figure 2. Coupe transversale d'une molaire.

Figure 3. Une dent grossie pour faire reconnaître les stries de l'émail.

Figure 4. Une mâchoire inférieure, dont la partie antérieure a été sciée, ainsi que les dents dont on voit la cavité.

Figure 5. Coupe de la mâchoire inférieure : on y voit les nerfs qui partent de leurs branches, pour se rendre dans les cavités des dents.

Figure 6. Une molaire de la mâchoire inférieure ayant trois racines.

Figure 7. Une molaire ayant sur son côté un dépôt d'émail semblable à une perle.

Figure 8. Les incisives centrales de la mâchoire inférieure jointes à leurs côtés.

Figure 9. Deux vues de la seconde et troisième molaire qui sont jointes ensemble par leurs racines intérieures.

Figure 10. Une molaire de la mâchoire inférieure du côté de laquelle sort la couronne d'une bicuspide qui sort de son côté.

Figure 11. Une molaire de la mâchoire inférieure ayant quatre racines.

Figure 12. Les incisives centrales permanentes de la mâchoire inférieure ayant une apparence excessivement difforme.

Figure 13. Une molaire de la mâchoire supérieure ayant cinq racines.

Figure 14. Plusieurs dents sur lesquelles l'émail n'a pas été formé en quantité suffisante : leur surface est sillonnée et dentelée.

PLANCHE IX.

Toutes les figures de cette planche sont prises de préparations injectées.

Figure 1. La mâchoire inférieure d'un enfant à l'époque de sa naissance : la partie antérieure en a été enlevée, et l'on voit que les membranes qui renferment les dents sont vasculaires.

Figure 2. Les dents ont été ôtées de leurs alvéoles, et l'on voit que les membranes internes sont aussi vasculaires.

Figure 3. La mâchoire inférieure d'un fœtus de veau où l'on distingue la nature vasculaire des deux membranes. La membrane appartenant à une des dents a été retournée pour montrer la partie vasculaire du côté interne.

Figure 4. Moitié d'une mâchoire d'un enfant d'environ huit ans. Une partie d'une incisive centrale, la cuspide, la première et la seconde molaire (non encore complétement formées), ont été coupées pour faire voir la nature vasculaire de la membrane dans les cavités des dents. L'incisive latérale et les bicuspides sont contenues dans les membranes.

Figure 5. Moitié de la mâchoire d'un enfant à sa naissance. On voit les membranes des dents, et le trait indicateur désigne les membranes des pulpes des incisives et des cuspides de la classe permanente qui sont fermement attachées aux membranes des dents temporaires.

Figure 6. Partie de la mâchoire d'un enfant d'environ trois ans, dans laquelle les dents permanentes sont placées profondément : on voit leurs membranes attachées aux gencives dont les vaisseaux dérivent. L'artère qui passe à travers la mâchoire envoie des branches aux pulpes des dents.

Figure 7. Les dents qui ont été ôtées de leurs matrices, pour faire voir que les permanentes sont attachées aux temporaires.

> a. La pulpe des dents temporaires enfermée dans ses membranes.
>
> b. La pulpe des dents permanentes, attachée par ses membranes à celle des dents temporaires.
>
> c. La dent temporaire dans son parfait accroissement.
>
> d. La dent permanente attachée à la gencive : la membrane alongée forme une sorte de pédicule.

Figure 8. Une section de la mâchoire inférieure laissant voir la dent temporaire, avec le mode de situation et de connexion de la dent permanente.

Figure 9. Montre la manière dont sont produites les molaires permanentes.

> a. La première molaire permanente renfermée dans sa membrane.
>
> b. Une petite substance membraneuse produite par la membrane de la première molaire permanente, et qui devient la pulpe de la seconde.

Figure 10. Moitié d'une jeune mâchoire montrant les trous au travers desquels passent les membranes des dents permanentes, pour s'attacher aux gencives. Un trait est placé dans l'une d'elles, il indique qu'elle se rend dans l'alvéole de la nouvelle dent.

PLANCHE X.

Figure 1. Progrès de l'absorption de plusieurs cupisdes temporaires.

Figure 2. Le même phénomène prouvé par des exemples de plusieurs molaires temporaires.

Figures 3 et 4. Coupe de la mâchoire inférieure montrant les progrès de la formation des dents permanentes, et l'absorption des racines des temporaires.

Figure 5. Exemple des changemens qui arrivent dans les dents à diverses époques.

> A. Partie de la mâchoire inférieure d'un enfant de six ans, quand les dents temporaires sont seules visibles.
>
> B. Partie de la mâchoire d'un enfant de huit ou neuf ans. Les incisives temporaires et les cuspides ont été enlevées. Les incisives permanentes et les premières molaires permanentes ont pris leur accroissement.
>
> D. Partie d'une mâchoire d'un adulte. La seconde molaire temporaire a été remplacée par la seconde bicuspide. La troisième molaire ou dent de sagesse commence à paraître. Dans cette série de mâchoires, la mue des dents temporaires et leur remplacement par les permanentes sont entièrement développés.

Les dents qui remplacent les incisives temporaires et les cuspides sont plus grandes, et celles qui remplacent les molaires temporaires sont plus petites.

Figure 6. Mâchoire supérieure d'un fœtus dans laquelle une seule incisive s'est formée.

> a. L'incisive.
>
> b b. Les cuspides.
>
> c c. Les premières molaires.

PLANCHE XI.

EXEMPLE D'UNE IRRÉGULARITÉ QUI SE RENCONTRE QUELQUEFOIS LORS
DE LA SECONDE DENTITION.

———

Les dents permanentes qui ont pris une position irrégulière sont assez faciles
à reconnaître. Celles qui sont marquées a a sont les temporaires qu'on doit extraire.

PLANCHE XII.

Figure 1. Une incisive centrale jetée en dedans; elle se trouve placée derrière les dents inférieures, quand la bouche est fermée.

       a a. Les incisives latérales temporaires.

Figure 2. La même circonstance se rencontrant dans les deux incisives centrales : les incisives latérales étant bien placées.

       a a. Les cuspides temporaires.

Figure 3. Les incisives centrales permanentes bien placées, et les latérales l'étant d'une manière oblique.

       a a. Les cuspides temporaires.

Figure 4. Les quatre incisives permanentes ayant la même situation vicieuse.

Figure 5. La bride à fixer sur les dents pour remédier à cette sorte d'irrégularité.

Figure 6. Représente la bride comme on la fixe pour repousser en avant une des incisives centrales.

Figure 7. La bride fixée avec des ligatures appliquées aux quatre incisives permanentes qu'on veut repousser en avant.

PLANCHE XIII.

CAS D'IRRÉGULARITÉ DES DENTS SURNUMÉRAIRES, etc.

Figure 1. Dents surnuméraires d'une forme conique.

Figure 2. Dents surnuméraires ressemblant à des bicuspides.

Figure 3. Une dent qui a pris une figure difforme pendant sa formation , à cause de la résistance que lui a fait éprouver une temporaire.

Figure 4. Une dent surnuméraire placée entre les incisives centrales.

Figure 5. Une dent surnuméraire croissant sur l'incisive centrale et l'incisive latérale.

Figure 6. Un cas remarquable d'irrégularité occasionné par la croissance de deux dents surnuméraires.

Figure 7. Un cas semblable. Les dents surnuméraires ressemblent aux bicuspides de la mâchoire inférieure.

Figure 8. Un cas de deux incisives latérales de même forme.

IRRÉGULARITÉ PARVENUE A UN PÉRIODE AVANCÉ.

Figure 9. a a. Incisives latérales permanentes à extraire.

Figure 10. Une dent très-irrégulière qui doit être extraite, parce que les autres se rapprocheront.

Figure 11. Une cuspide (a) qu'on a laissé croître irrégulièrement jusqu'à son dernier période : si on l'extrait, les dents paraîtront régulières, attendu que l'incisive centrale et la première bicuspide sont serrées l'une contre l'autre.

Figure 12. Une exfoliation de la mâchoire inférieure contenant les molaires temporaires, et (a a) les bicuspides s'avançant dans leurs formations. b. L'alvéole d'une cuspide permanente.

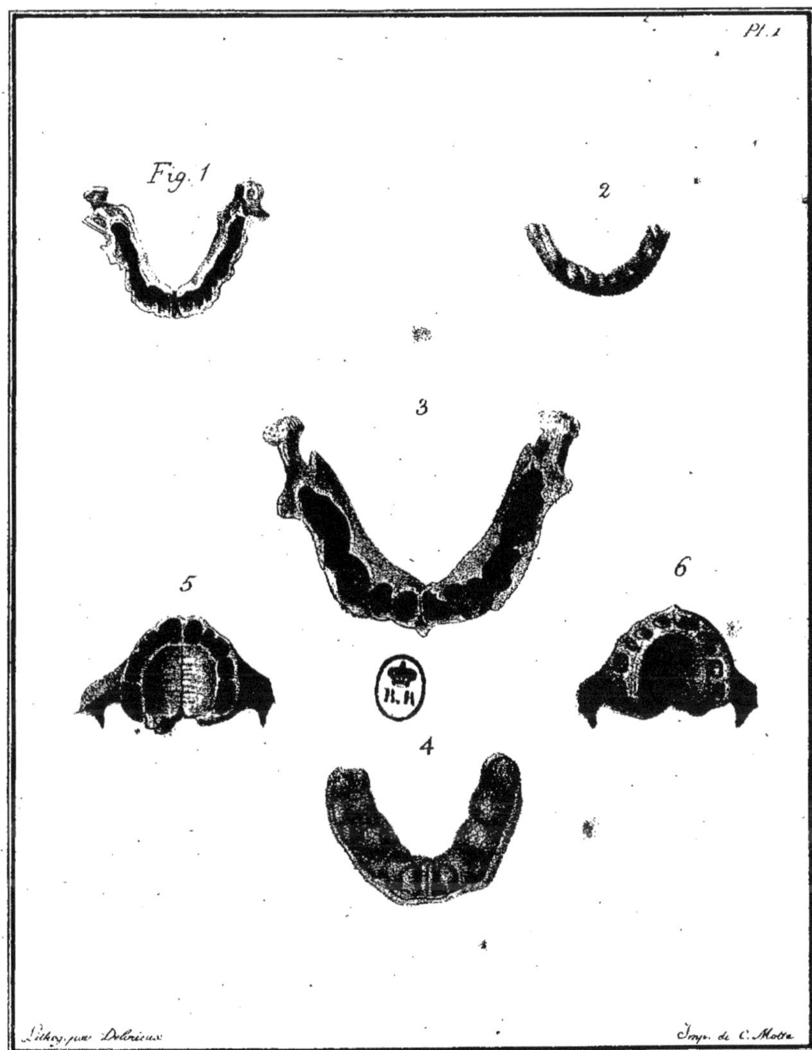

Fig. 1
2
3
5
6
4

Fig. 1

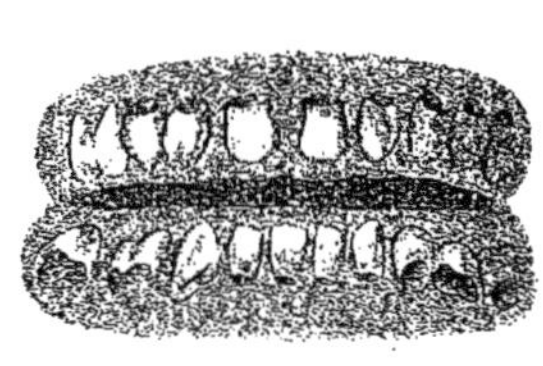
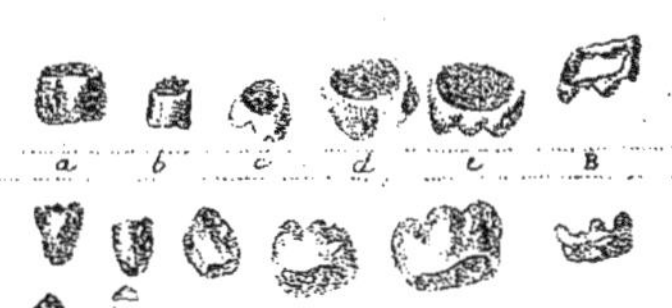

Fig. 2

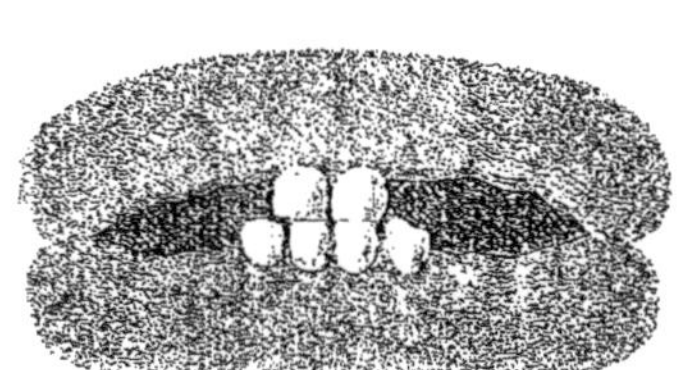
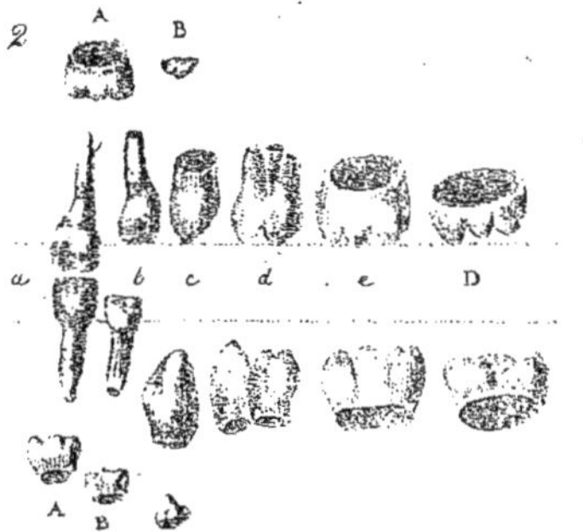

Fig. 3

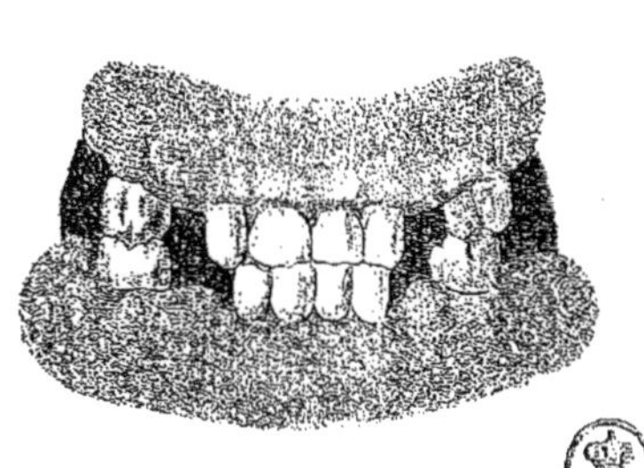
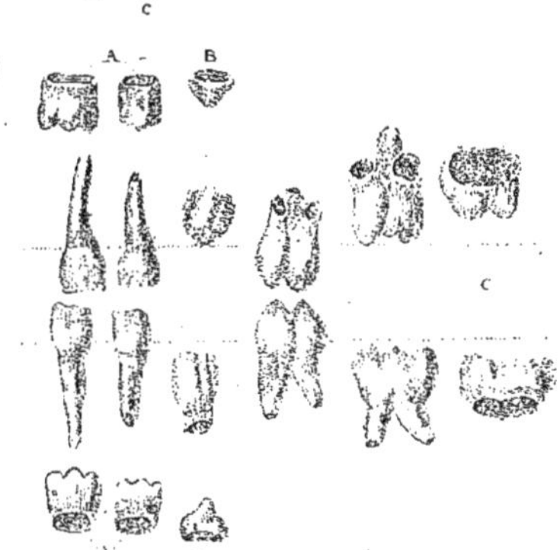

Fig. 4

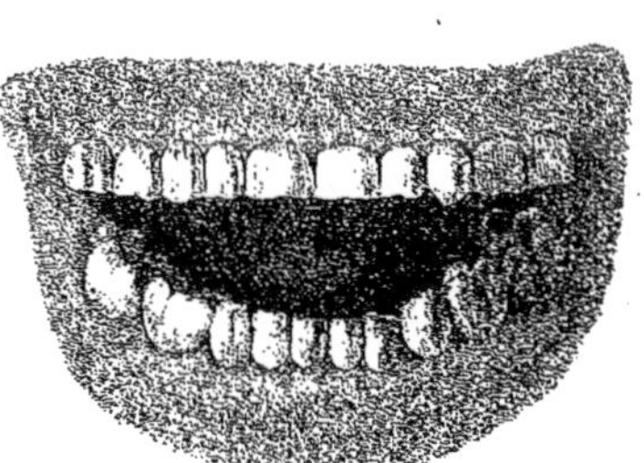
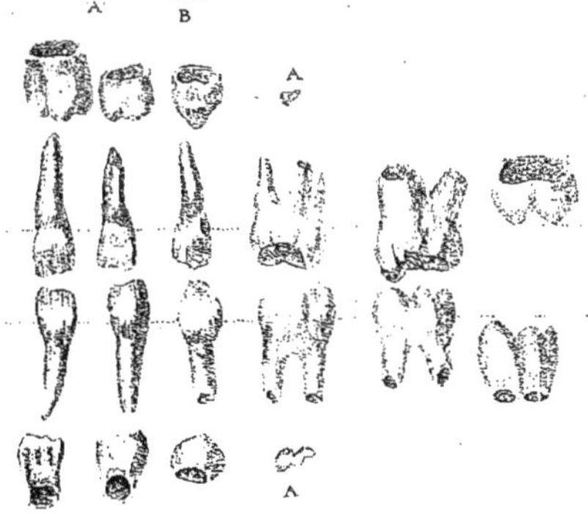

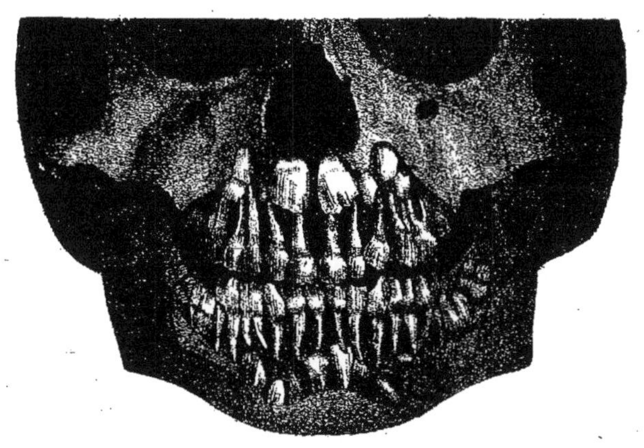

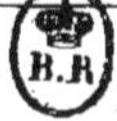

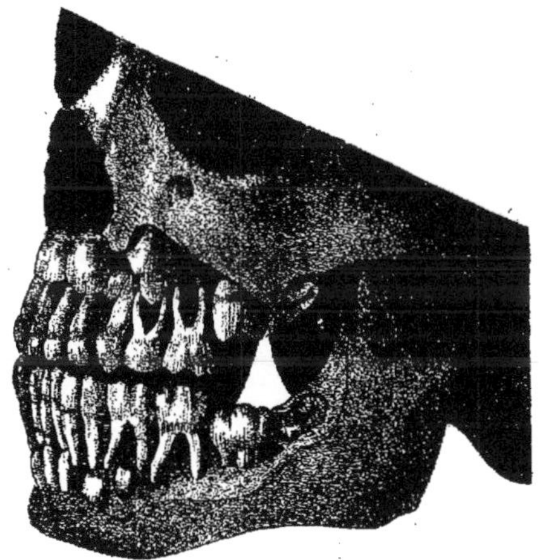

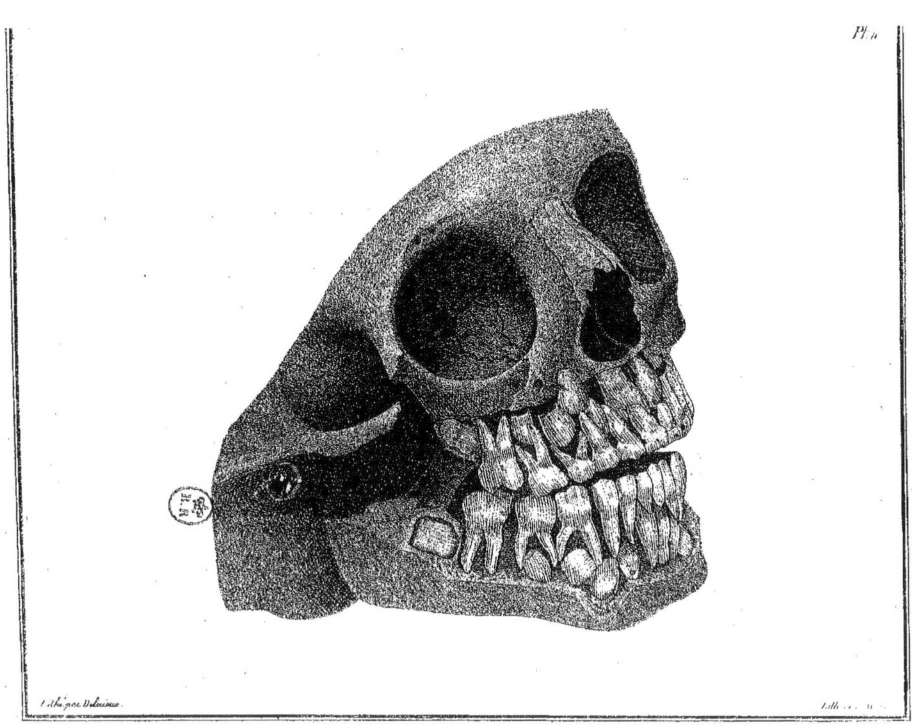

Lith. par Delarue.   Lith ...

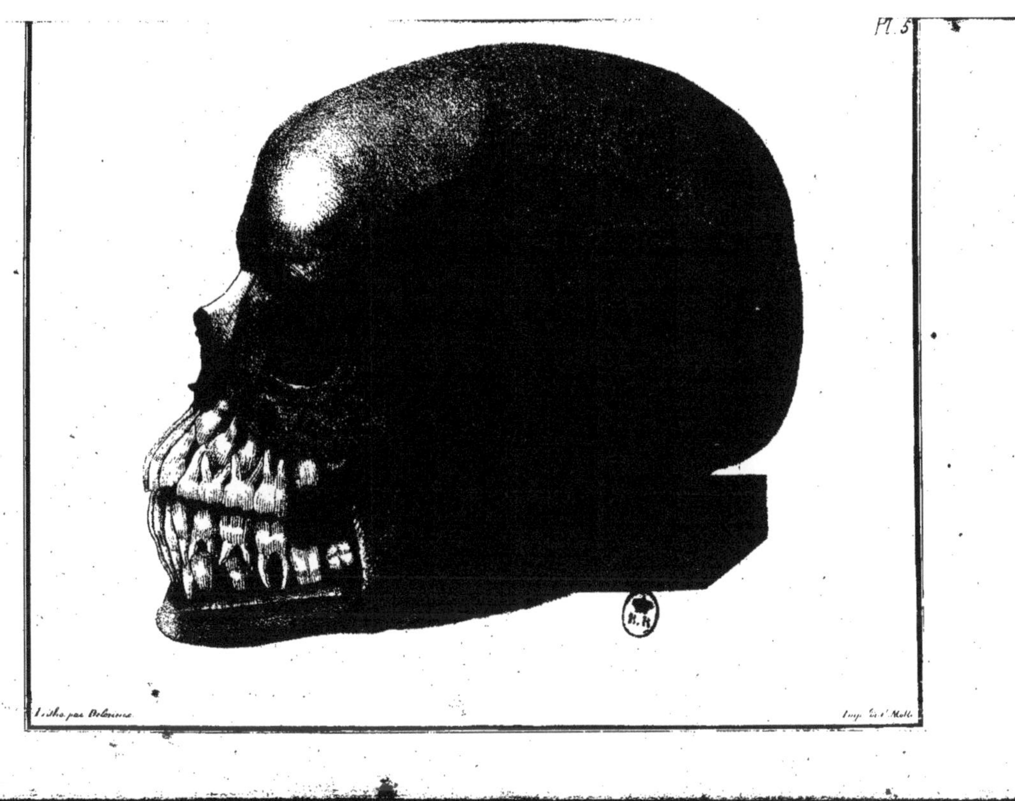
Pl. 5

Litho. par Belanger
Imp. lith. de Motte

Fig. 4

Pl. 6.

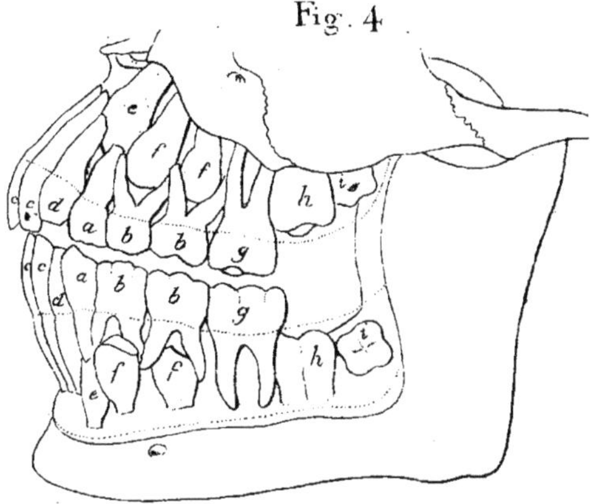

Fig. 2

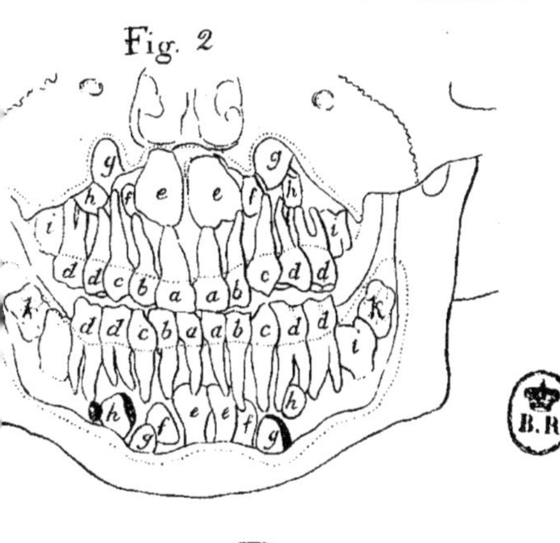

Fig. 1

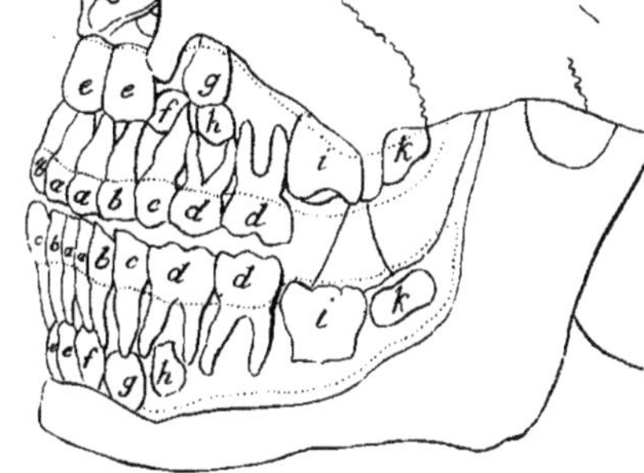

Fig. 3

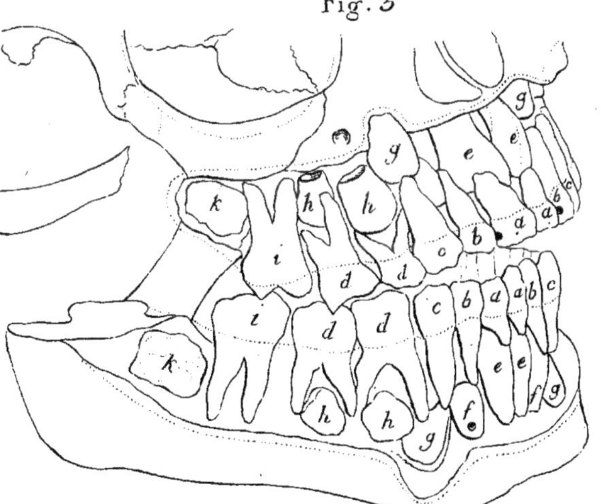

ar Delorieux — Imp.ᵉ de C. Motte.

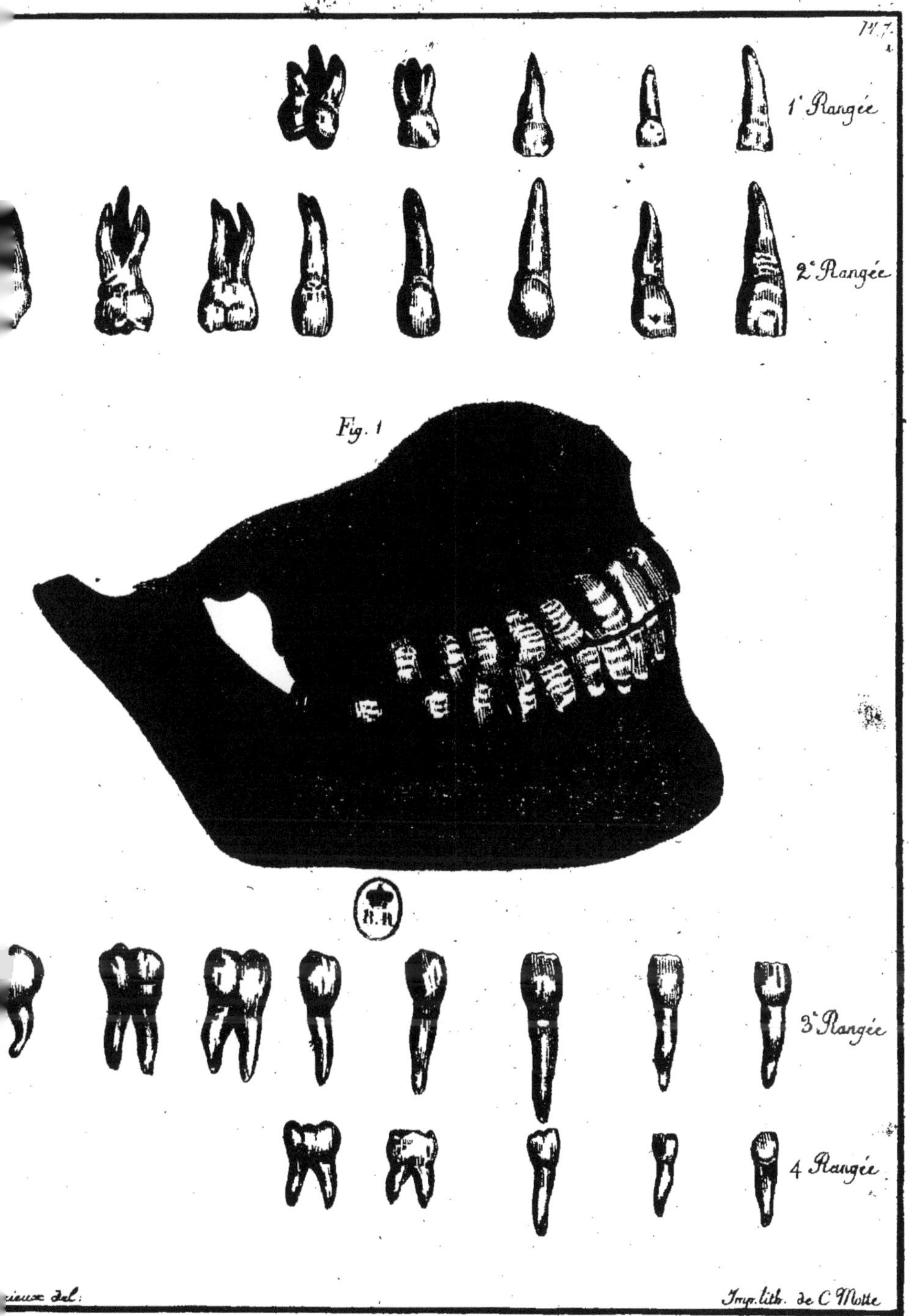

Pl. 7.
1.º Rangée
2.º Rangée
Fig. 1
3.º Rangée
4 Rangée
Imp. lith. de C. Motte

Fig.1.

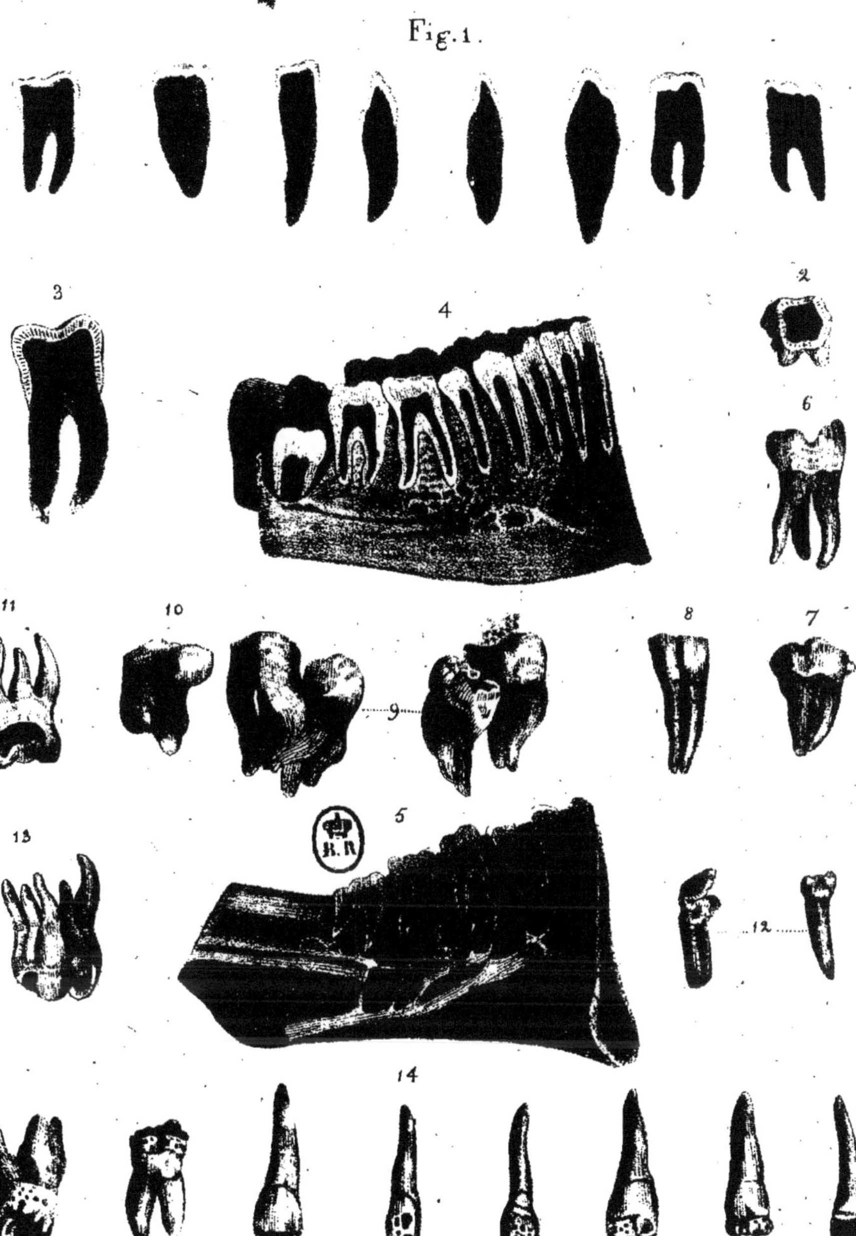

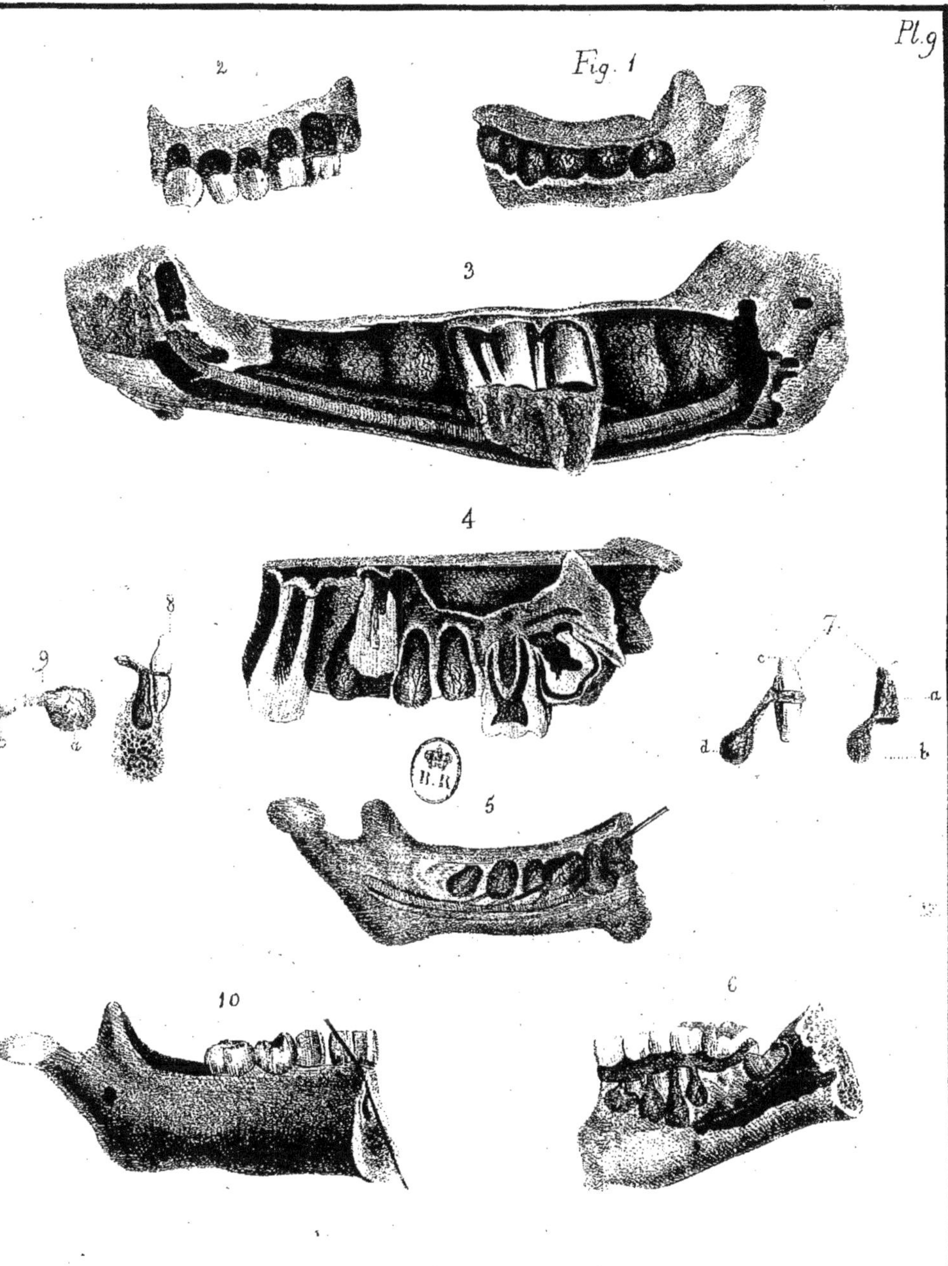

Pl. 9
2
Fig. 1
3
4
9
8
7
c
a
d
b
B.R
5
10
6
Lorieux del:
Imp. lith. de C. Motte

Pl. 10

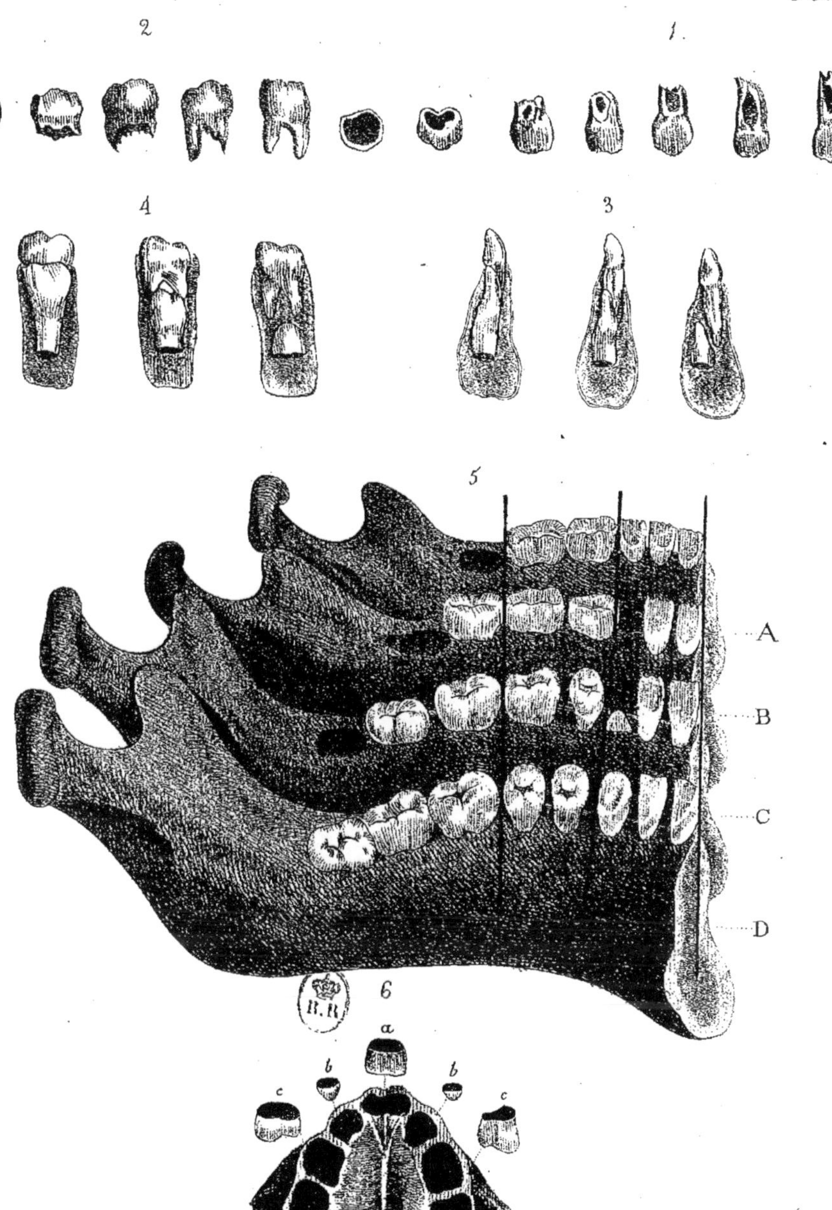

2
1.
4
3
5
A
B
C
D
6
a
b
b
c
c
B.R

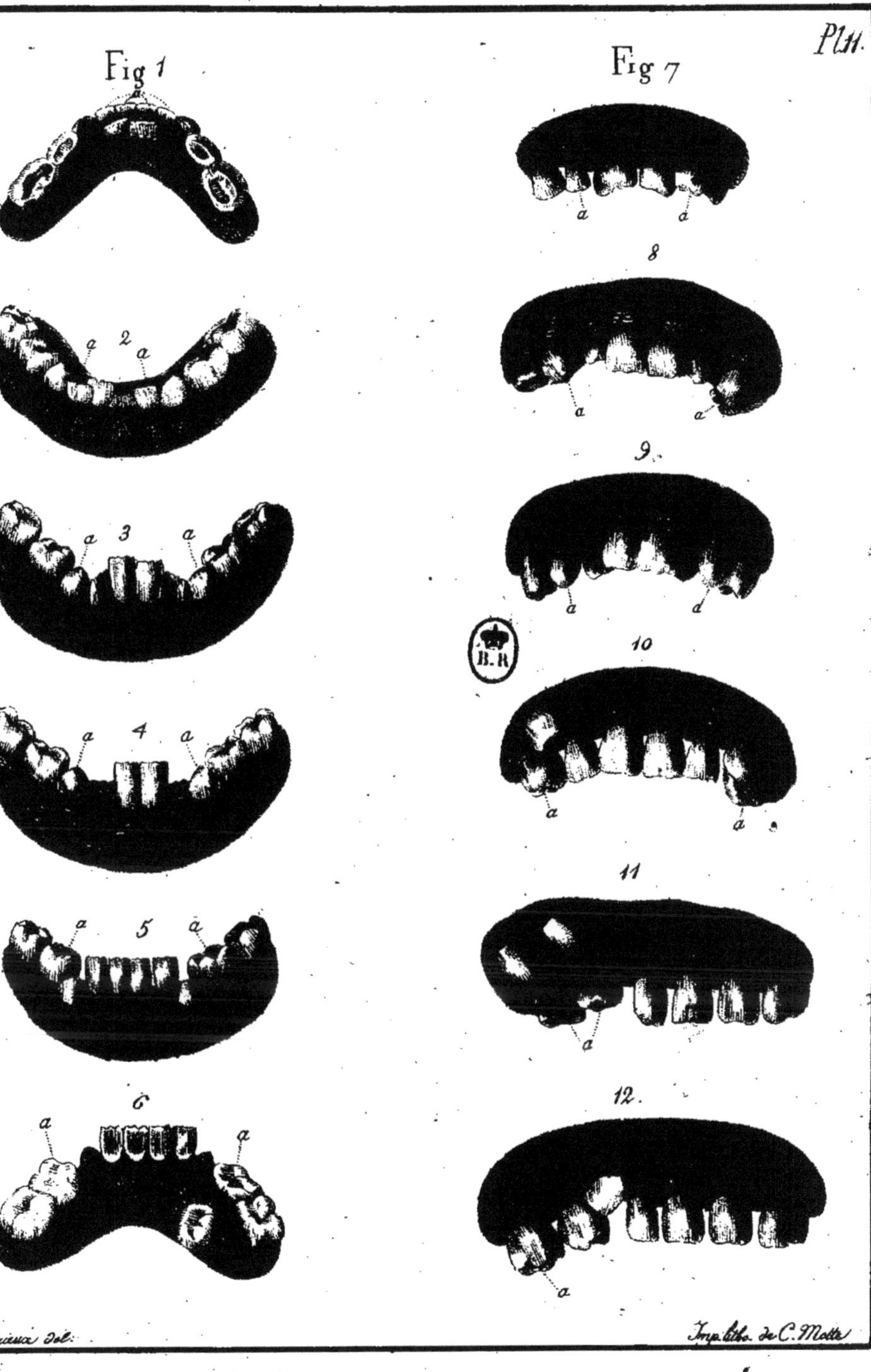

Fig 1
Fig 7
Pl.11.
a
2 a
3 a
4 a
5 a
6 a
8
a a
9
a d
10
a a
11
a
12
a
B.R
Brissur del.
Imp. litho. de C. Motte.

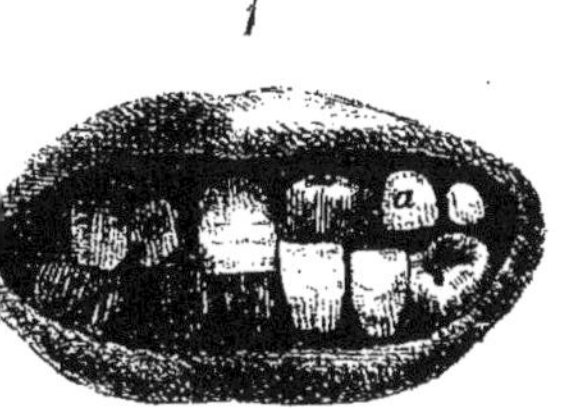

1

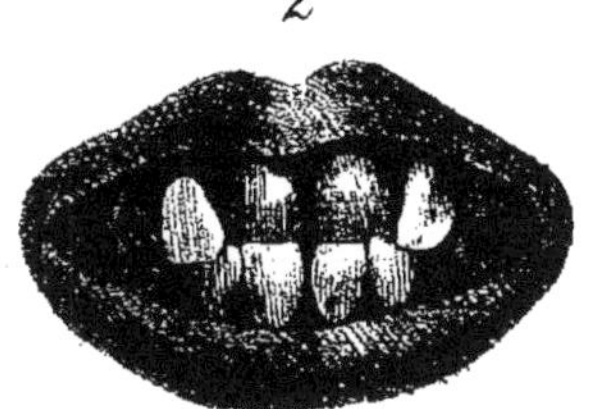

2

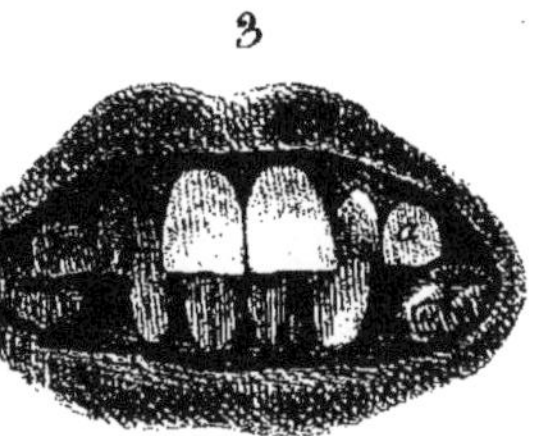

3

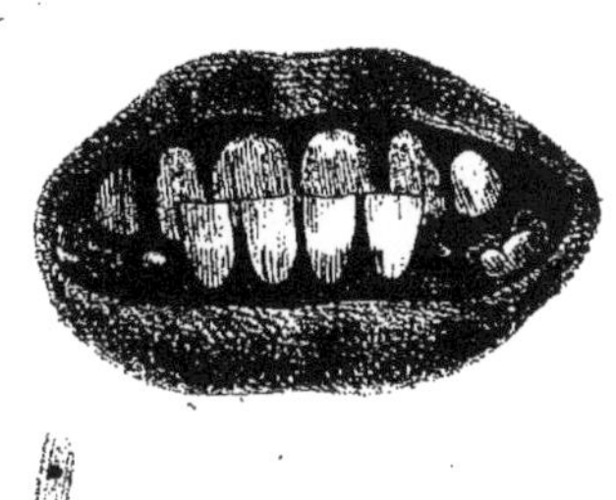

4

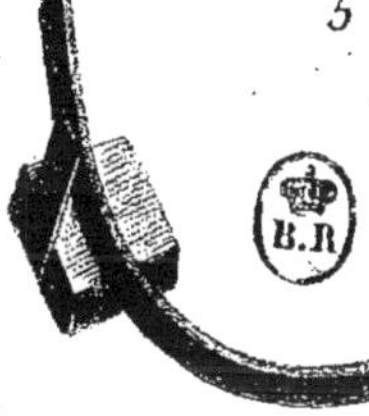

5

6

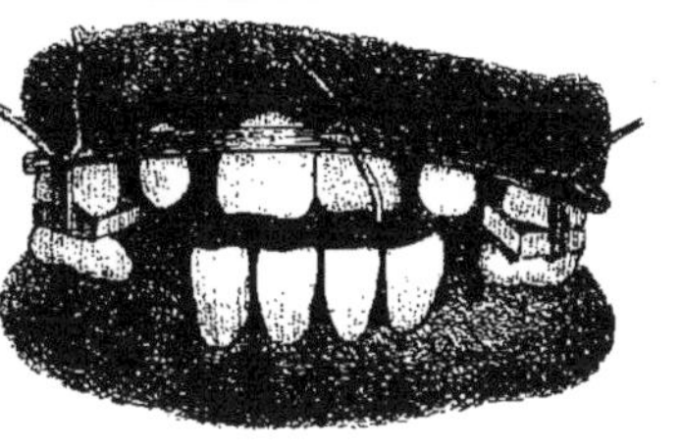

7

Imp. lith. de C. Motte

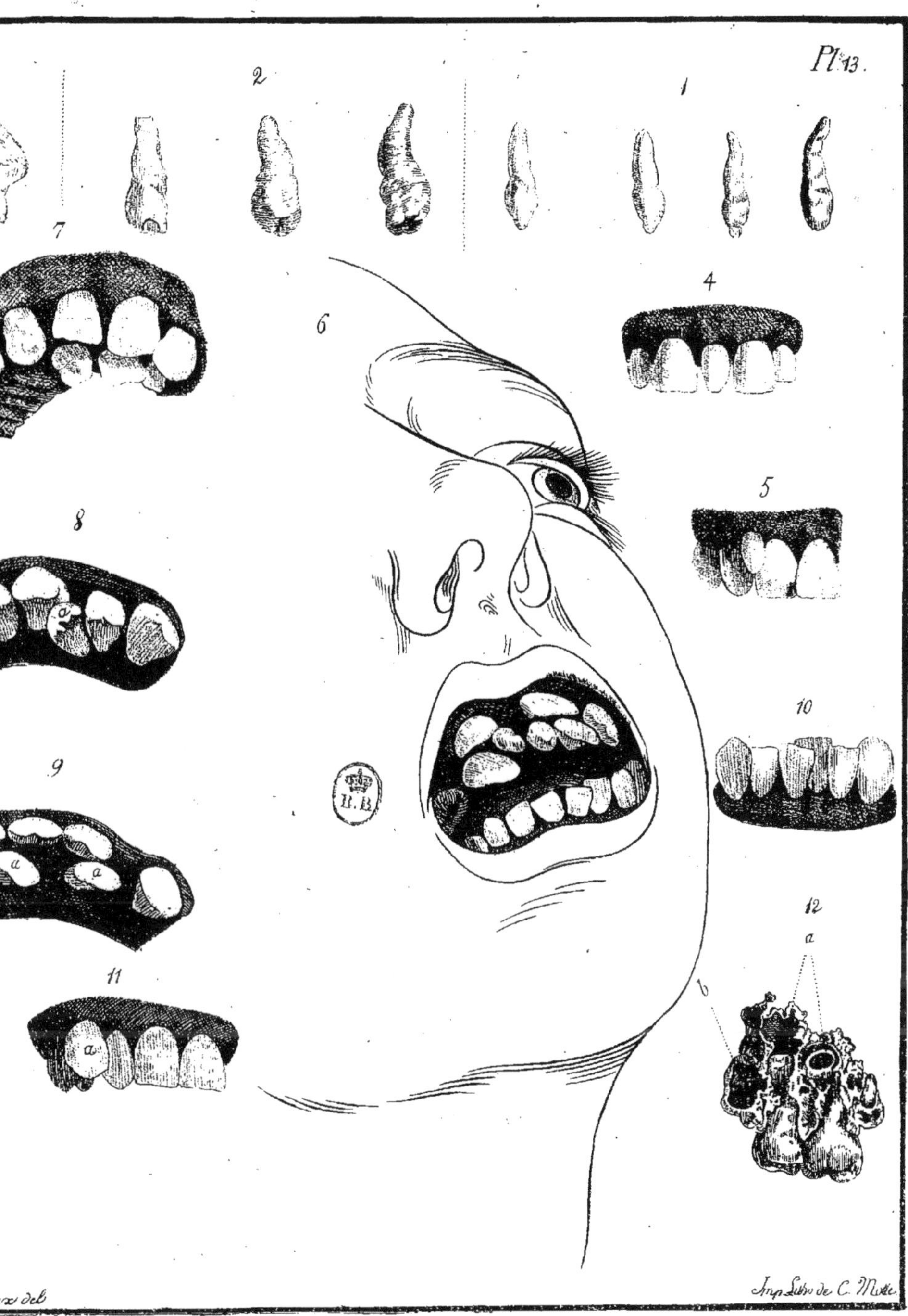

Pl. 13.
2
1
7
4
6
5
8
9
10
11
12
a
b
Imp. Lith. de C. Motte

EXPLICATION

DES PLANCHES.

DEUXIÈME PARTIE.

PLANCHE I.

Les figures 1, 2, 3, 4, 5, 6 représentent les progrès de la carie. Sur le côté de la figure 1 l'émail présente une tache opacte, indice de la dégradation occasionnée par la carie. Dans la figure 2, la carie a produit une cavité. La figure 3 est la coupe d'une molaire où l'on voit la carie gagnant la cavité naturelle de la dent. La figure 4 est une molaire déjà cariée au centre. Dans la figure 5, la destruction est fort augmentée. Dans la figure 6 la totalité de la couronne est corrodée, et les racines restent seules.

Figure 3. a. Coupe d'une molaire à la superficie de laquelle il y a un commencement de destruction : on y voit une marque d'une couleur sombre qui s'étend à la cavité de la dent, et indique la direction qui suit la mortification de l'os.

Figure 4. a. Une molaire paraissant entièrement saine, mais dans l'intérieur de laquelle on découvre une carie considérable qui s'est formée dans le corps de la dent.

Figure 5. L'émail d'une molaire séparé de la dent, en conséquence de la destruction d'une partie de l'os par la carie.

Figure 6. a. Un chicot repoussé par le resserrement de l'alvéole, et qui n'est retenu que par les gencives.

Figure 7. Les incisives d'un enfant, cariées. Les pointes des racines passent à travers les gencives ulcérées.

Figure 8. Une exfoliation de la mâchoire supérieure contenant deux incisives et une cuspide. La maladie était causée par l'inflammation provenant de la carie de l'incisive latérale.

Figure 9. Une exfoliation de la mâchoire inférieure provenant de la carie d'une molaire.

Figure 10. Les effets d'un abcès à la pointe d'un chicot. Une portion considérable des cloisons alvéolaires est absorbée.

Figure 11. La pointe d'un chicot avec un sac membraneux qui y est attaché, et dans lequel la matière était contenue.

Figure 12. Deux molaires extraites par suite de l'exostose des racines.

Figure 13. Exemples d'exostoses des racines de plusieurs dents.

PLANCHE II.

Figure 1. Carie aux côtés des incisives.

Figure 2. Dents dont on a limé la carie.

Figure 3. Dents dépouillées d'émail.

Figure 4. Une entaille profonde formée au collet des dents, par la perte de l'émail.

Figure 5. Deux cuspides avec deux entailles profondes dues à la même cause.

Figure 6. Exemples de la maladie des racines ressemblant à la spina ventosa.

Figures 7, 8, 9, 10, 11, 12, 13, 14, 15, 16. Maladies des racines ressemblant à la nécrose.

Figures 17, 17. Deux molaires dont les racines ont été absorbées à la suite d'une tumeur formée dans l'antre maxillaire.

Figure 18. Une dent transplantée dont la racine a été absorbée d'une manière curieuse.

Figure 19. Deux incisives de la mâchoire inférieure, dont les racines ont été absorbées à la suite d'une maladie de l'alvéole.

PLANCHE III.

Figure 1. Une incisive centrale repoussée par le resserrement de l'alvéole à l'extrémité de la racine.

Figure 2. Les deux latérales incisives repoussées par la même cause.

Figure 3. Une grande séparation des incisives centrales provenant de l'exostose de la
cloison transversale alvéolaire.

Figure 4. Irrégularité des dents provenant de maladie aux alvéoles.

Figure 5. Aspect que présentent les dents lorsqu'il y a eu absorption des gencives
et des cloisons alvéolaires.

Figure 6. Absorption des gencives et des alvéoles laissant la racine des dents découverte et noire.

Figure 7. Absorption des gencives et des alvéoles de deux dents de la mâchoire
inférieure.

Figure 8. La même maladie dans les gencives et les alvéoles de trois dents de la
mâchoire supérieure.

Figure 9. Deux dents fracturées à leurs bords supérieurs. La fracture ne s'étend pas
aux cavités ; les lignes en pointe montrent combien on aurait à en limer pour les
mettre de niveau.

Figure 10. Deux dents fracturées par un coup. Les cavités de l'une et de l'autre se
trouvaient à découvert, et ont causé une grande inflammation. a Désigne les
cavités.

Figure 11. Deux incisives centrales fracturées par un coup. Ce qui restait des couronnes a été ôté par la lime, et d'autres dents ont été fixées aux racines par un
pivot.

PLANCHE IV.

Figure 1. Tartre noir dur accumulé sur les côtés des dents.

Figure 2. Représente un tartre d'une couleur jaunâtre, et les dents très-tachées.

Figure 3. La manière dont l'accumulation progressive du tartre cause l'ébranlemeut des dents.

Figures 4, 5, 7, 8, 9, 11, 12, 13. Exemples d'une accumulation considérable de tartre sur plusieurs dents.

Figure 6. Une pièce contenante six dents artificielles sur lesquelles on avait souffert qu'une quantité prodigieuse de tartre s'accumulât : on en voit une grande masse sur les cuspides. Ce tartre enlevé et desséché pesait trois dragmes et demi.

Figure 14. Une grande accumulation de tartre sur les molaires.

Figure 15. Une grande quantité de tartre accumulé à la surface postérieure des incisives inférieures.

Figure 16. Une accumulation pareille à la surface intérieure des incisives.

PLANCHE V.

Figure 1. Une exfoliation des cloisons alvéolaires des dents temporaires provenant
d'une maladie scrophuleuse aux gencives.

Figure 2. Une exfoliation de l'os de la mâchoire et des dents à la suite d'un emploi
excessive de mercure.

Figure 3. La plus grande partie de la mâchoire inférieure est exfoliée à la suite
d'une salivation violente.

Figures 4, 5. Exfoliation de presque toute la mâchoire inférieure, et d'une pièce de
la mâchoire supérieure produite par la petite vérole.

Figures 6, 7. Exfoliation de la mâchoire supérieure et inférieure produite par la
petite vérole.

Figure 8. Une exostose des os du palais.

PLANCHE VI.

Crâne d'une femme qui avait eu une maladie de l'antre maxillaire produite
par une tumeur osseuse : ce crâne est en la possession de John Heaviside, Esq.

a. Le cartilage du nez non affecté par la maladie.

b b b b b. Etendue de la tumeur osseuse.

    c. Matière osseuse qui remplissait le palais.

d d d d d d d. Plusieurs dents poussées hors de leur situation naturelle, dont les
alvéoles sont en grande partie absorbées. Les parties sombres de la surface de la
tumeur sont des vides produits par la matière enfermée sous les tégumens.

PLANCHE VII.

Figure 1. La face de la personne qui a éprouvé la maladie de l'antre maxillaire décrite dans la planche VI, avant qu'aucune ulcération fût déclarée.

Figure 1. Le profil de la face d'un jeune homme qui avait une excroissance difforme à la mâchoire supérieure combinée avec un bec de lièvre.

Figure 2. La pièce de l'os avec les trois dents qui ont été sciées.

Figure 3. La face après l'opération et la guérison.

Figure 4. Représente les dents d'un indien malais qui sont limées à leur surface antérieure. Les incisives centrales étaient limées si près des cavités qu'il en résulta la carie.

Figure 5. Représente les dents d'un nègre de l'Abissinie, limées en forme de pointes.

Figure 6. La clef avec trois places où le crochet peut-être fixé. Dans cette figure le crochet est placé derrière le chevet.

Figure 7. Le crochet placé dans sa position ordinaire.

Figure 8. Le crochet placé en avant du chevet.

PLANCHE VIII.

Figure 1. La clef avec le crochet placé devant le chevet, et fixé comme pour l'extraction d'une dent de sagesse de la mâchoire inférieure.

Figure 2. La clef avec le crochet en arrière du chevet et fixé comme pour l'extraction d'une bicuspide de la mâchoire inférieure.

Figure 3. La clef avec le crochet opposé au chevet et fixé comme pour l'extraction des molaires.

Figure 4. La clef fixée de la manière la plus convenable.

Figure 5. Représente ce qui peut résulter de funeste de l'emploi d'un crochet trop grand, ou de son placement trop en bas du chevet. Dans ce cas la dent peut être fracturée dans la direction de la ligne de points.

Figure 6. Représente la conséquence possible de l'emploi d'un crochet trop petit. La dent sera fracturée dans la direction de la ligne des points au travers de la couronne de la dent, ou le crochet se brisera au centre de sa courbure.

Figure 7. Les molaires de la mâchoire supérieure qui ont été arrachées dans une opération faite d'une manière vicieuse, et par laquelle on ne prétendait extraire qu'une dent cariée.

Figure 8. Une dent de sagesse avec une grande pièce de l'os de la mâchoire inférieure fracturée par une application mal adroite de l'instrument.

Figure 9. Représente la manière dont les dents inclinent l'une vers l'autre, après l'extraction d'une dent intermédiaire.

39

PLANCHE IX.

Figure 1. Vue des mâchoires quand les cloisons alvéolaires ont été absorbées.

Figure 2. Position de la mâchoire inférieure luxée. Les condyles se sont portés en avant de l'éminence articulaire, ce qui les empêche de retourner en arrière, et les force à rester en avant de l'arcade zygomatique.

Figure 3. Section de l'os temporal avec le condyle de la mâchoire inférieure. On voit le ligament du cartilage mobile.

Figure 4. Section du temporal et d'une partie de la mâchoire inférieure représentant la position du condyle dans la cavité. L'éminence articulaire ou le tubercule est en avant du condyle.

Figure 5. Représente la bouche ouverte, et le bandage appliqué à la mâchoire pour empêcher la luxation pendant l'extraction.

PLANCHE X.

Figure 1. Sa face, quand elle fut reçue dans l'hôpital St.-Guy.

Figure 2. Sa face, deux mois environ après son admission, quand la tumeur commençait à déborder sa bouche, dont l'extérieur était ulcéré.

Figures 3, 4. Sa face, peu de temps avant sa mort, vue de côté et de face.

Cette infortunée était encore vivante quand le compte de sa situation, qu'on verra ci-dessous, était sous presse. Il était donc impossible que cet ouvrage en présentât toutes les particularités. Celles qui suivent ont été tirées des notes de M. Astley-Cooper, qui possède la préparation de cette maladie très-extraordinaire.

Sarah Dulwich, âgée de treize ans, d'une constitution scrophuleuse, fut admise le 8 avril 1812, dans l'hôpital St.-Guy. Elle avait sous la joue gauche une tumeur qui s'était manifestée douze mois avant sous la forme d'une petite grosseur à l'une des gencives de la mâchoire inférieure, et qui ne causait alors aucune douleur.

A l'époque de l'admission de Sarah Dulwich dans l'hospice, la tumeur occupait la totalité de la joue gauche; elle était globuleuse, paraissait irrégulière sous les tégumens; elle se projetait au bas de la mâchoire, et s'étendait de la cuspide du côté droit de la mâchoire inférieure sous la langue, qui se trouvait poussée près de la joue gauche; ce qui rendait la prononciation difficile et peu distincte. Cette tumeur était irrégulière à sa surface; intérieurement elle était dure et ne cédait point au toucher; elle était très-ulcérée par suite de la pression que les dents de la mâchoire supérieure exerçaient depuis six mois sur le côté gauche; car elles dépassaient celles de la mâchoire inférieure, et empêchaient le rapprochement. Les lèvres étaient toujours séparées par un intervalle d'un pouce et demi ou de deux pouces. L'écoulement provenant de la surface ulcérée était quelquefois mêlé de sang, et répandait une odeur fétide.

La tumeur, vue extérieurement, prenait au-dessous de l'orbite, s'étendait sur le côté, et se continuait au-dessus de la narine et autour de l'oreille, en formant un volume très-étendu qui gagnait même le dessous de la partie antérieure du menton; elle était grosse, au moins, comme la moitié de la tête : la peau en quelques endroits était d'un bleu clair, et l'on voyait des veines très-fortes qui s'étendaient à la surface.

La déglutition était extrêmement difficile et même pénible à cause de la pression que la tumeur faisait contre les dents de la mâchoire supérieure, en même temps qu'elle poussait, du côté opposé, une moitié de la mâchoire inférieure avec les dents.

La seule cause que Sarah Dulwich assignait à sa maladie, était que deux ou trois mois avant la formation de la tumeur sur la gencive, elle était sujette à une douleur constante des deux molaires de la mâchoire inférieure. A tout autre égard sa santé était bonne.

La tumeur continua à grossir et à devenir plus difforme, et commença, deux ou trois mois après l'admission de la malade dans l'hospice, à se porter en avant et à pendre hors de la bouche.

Sara Dulwich commença également à être incommodée d'un écoulement perpétuel de salive causée par la tumeur, accompagné d'un autre écoulement plus considérable d'une matière fétide et mêlée de sang.

Six ou sept mois après l'admission de cette femme, la tumeur et la mâchoire inférieure devinrent douloureuses. De petites pièces de la mâchoire commencèrent à s'exfolier dessous la tumeur, et, depuis cette époque jusqu'à la mort de cette malheureuse, dix ou douze pièces d'os s'exfolièrent.

Elle mourut environ onze mois après son admission.

DISSECTION.

On trouva que la tumeur avait pris naissance au côté interne, à gauche de la mâchoire inférieure.

Elle avait poussé, en arrière et du côté droit, la langue, de sorte que son bout arrivait seulement à la dent cuspide.

Le bord supérieur de la mâchoire inférieure était poussé en avant, et les dents au lieu d'être opposées à celles de la mâchoire supérieure, avaient leurs extrémités en avant et en arrière.

Une des molaires du côté gauche avait été cariée par la tumeur dans laquelle elle était incorporée sous le bout de la langue.

En perçant la tumeur, on vit qu'elle était d'une couleur blanche, ferme, et d'une consistance approchant de la nature du cartilage; cependant un peu moins dure sous ce cartilage et près de la mâchoire, la masse de la tumeur se composait de grandes masses d'os.

Le périoste de la mâchoire recouvrait la tumeur.

Cette maladie était donc une exostose de la mâchoire inférieure, dont la surface continua à être cartilagineuse pendant que sa base était composée d'os.

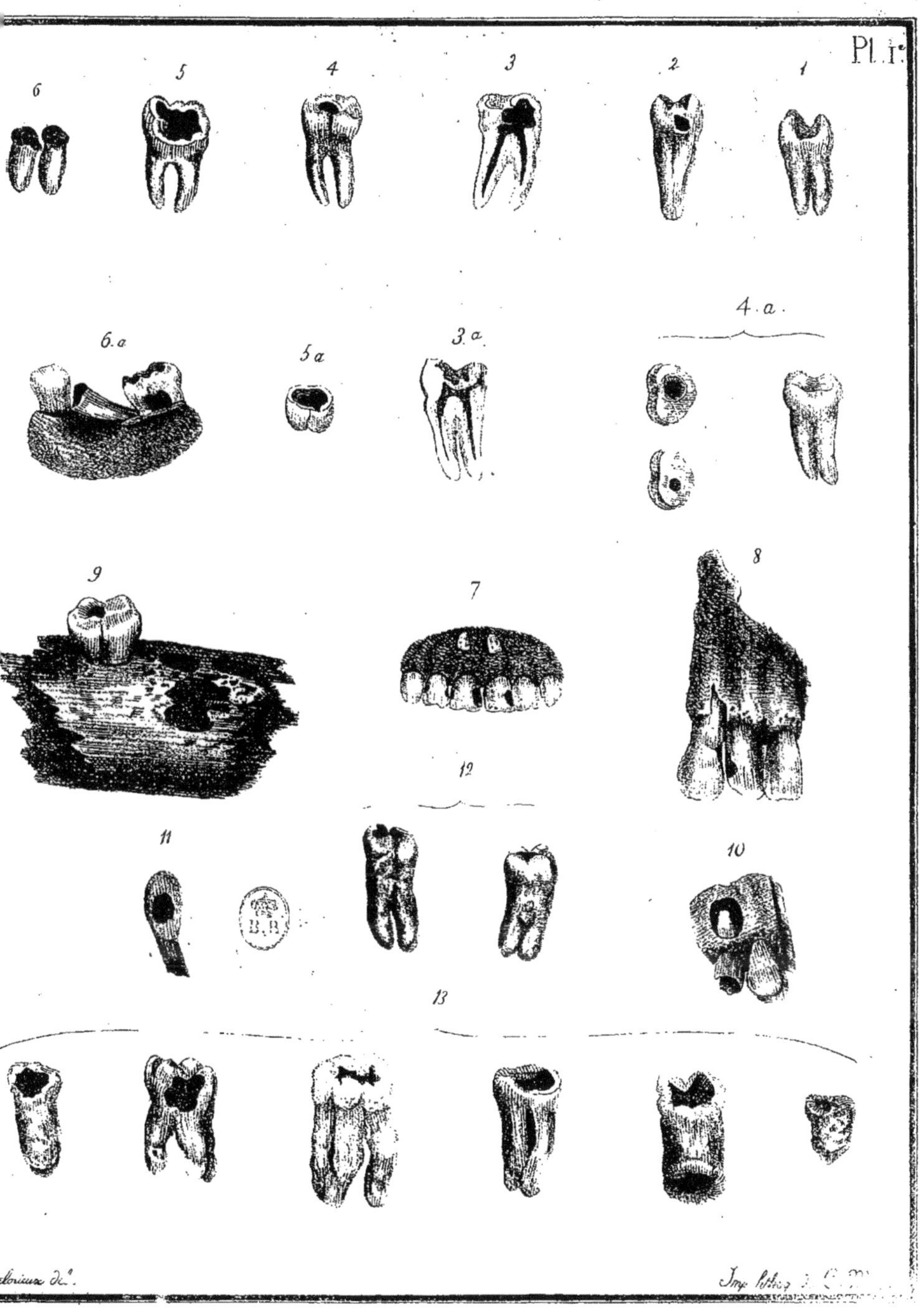

Pl. 1.
6   5   4   3   2   1
4.a.
6.a   5.a   3.a
9   7   8
12
11
13
10

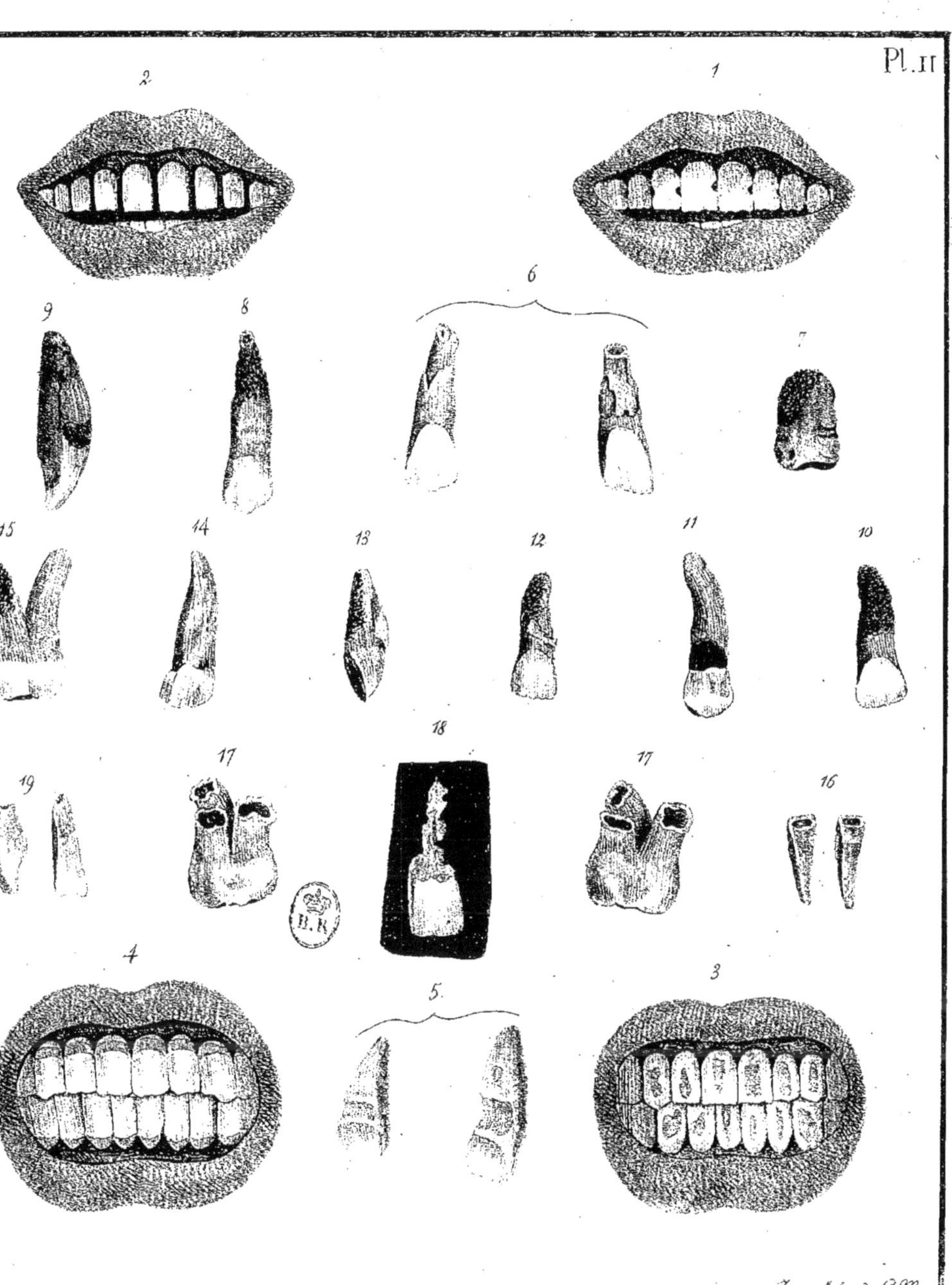
Pl. II
2
1
9
8
6
7
15
14
13
12
11
10
19
17
18
17
16
B.R
4
5.
3

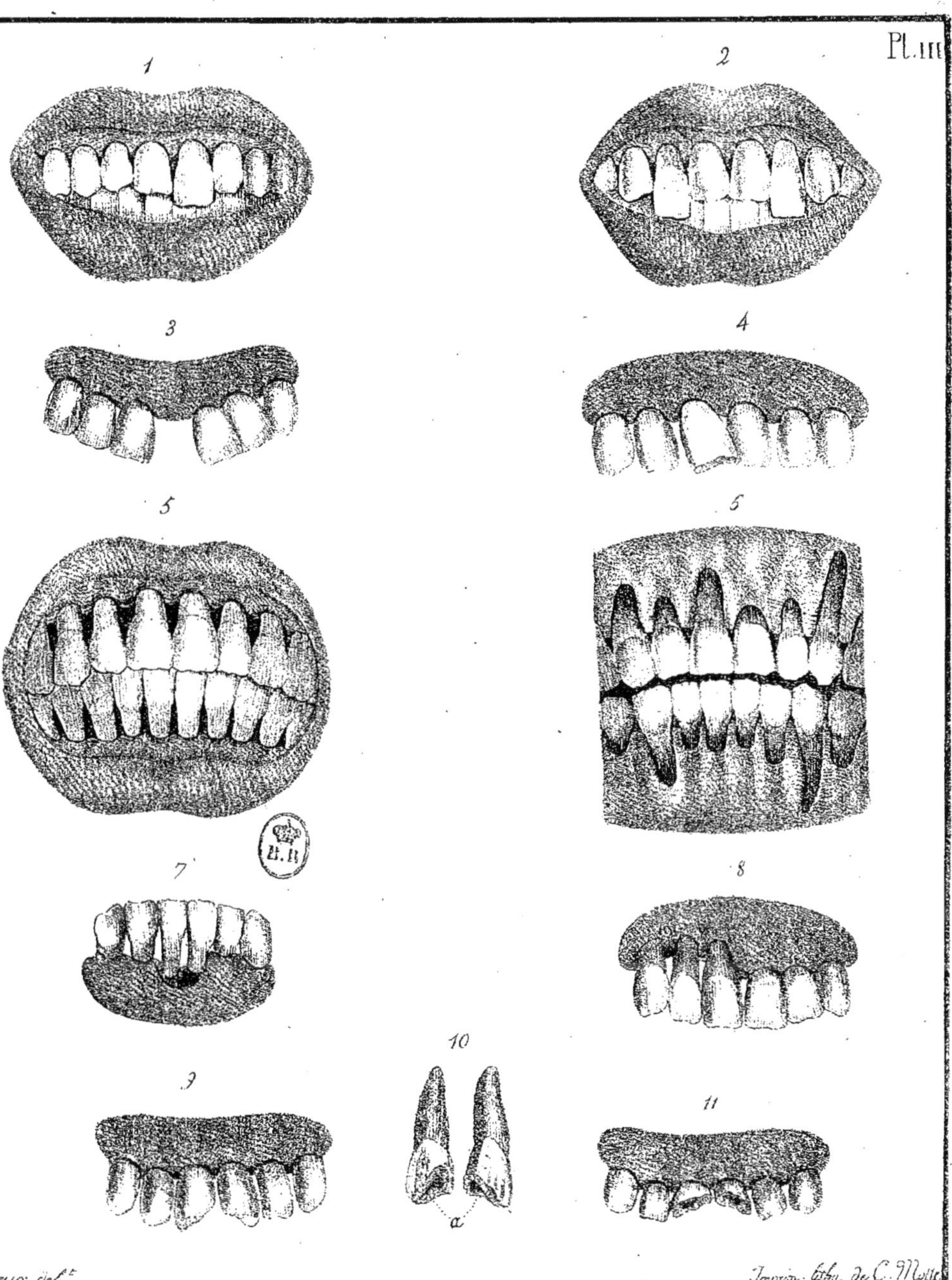
Pl. III
1
2
3
4
5
6
7
8
9
10
11
a
eux del.
Imprim. lith. de C. Motte

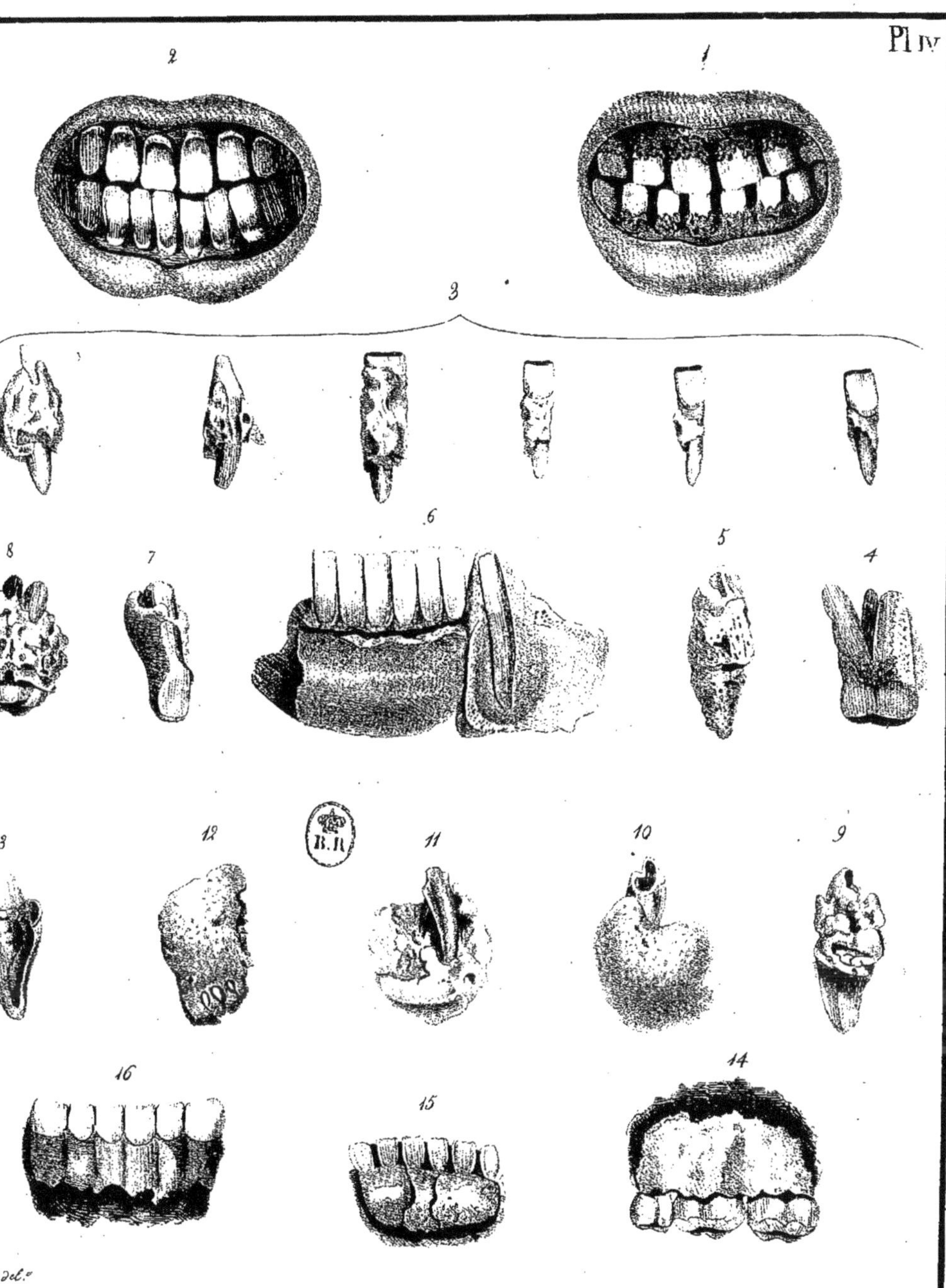
Pl IV

1
2
3
4
5
6
7
8
9
10
11
12
13
14
15
16
B.R

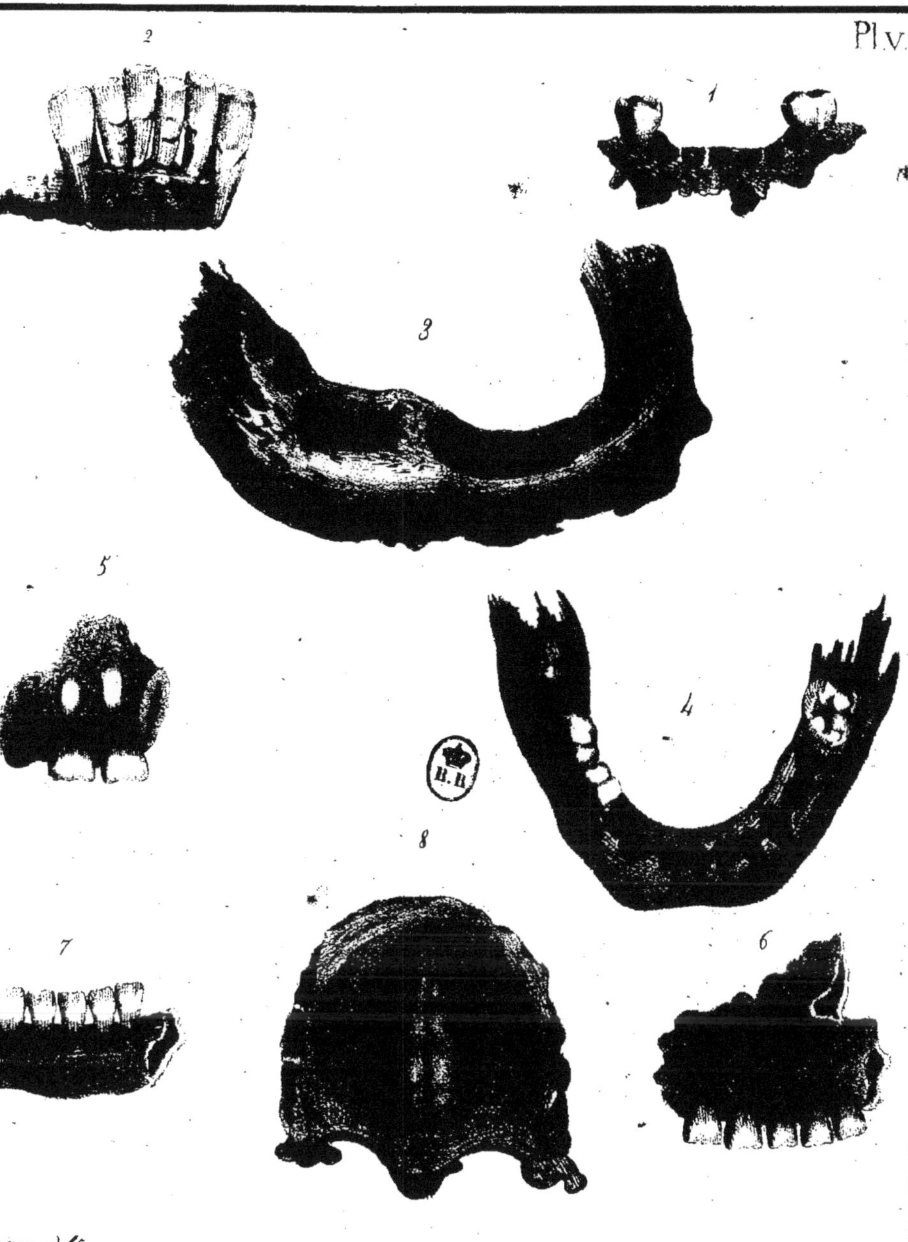
2
1
3
5
4
8
7
6

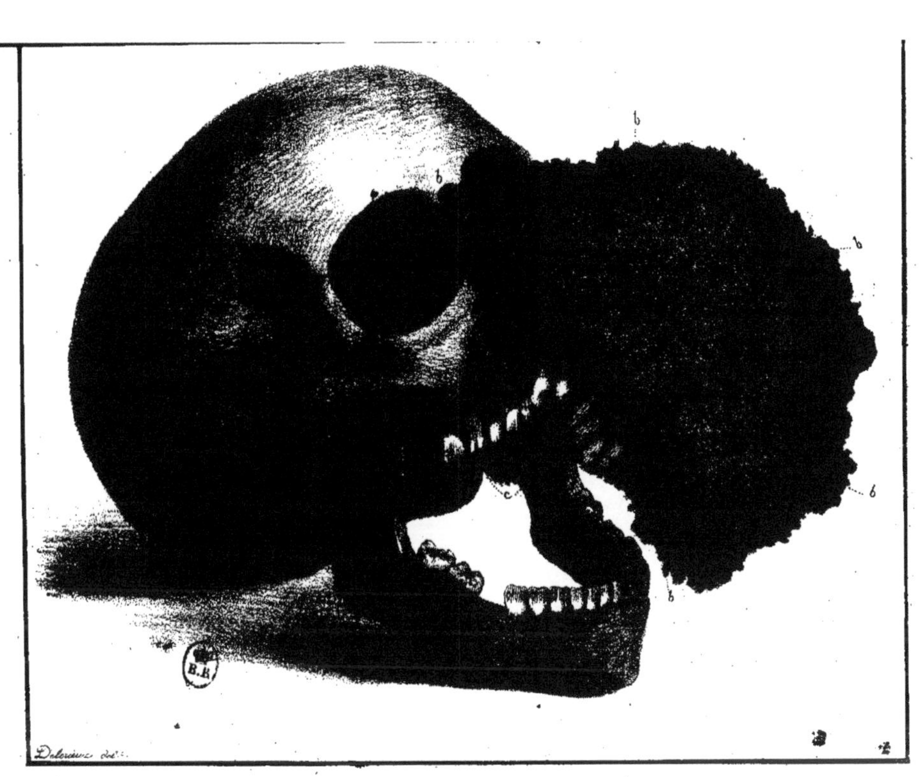
b
b
b
b
c
b
Delacroix del.

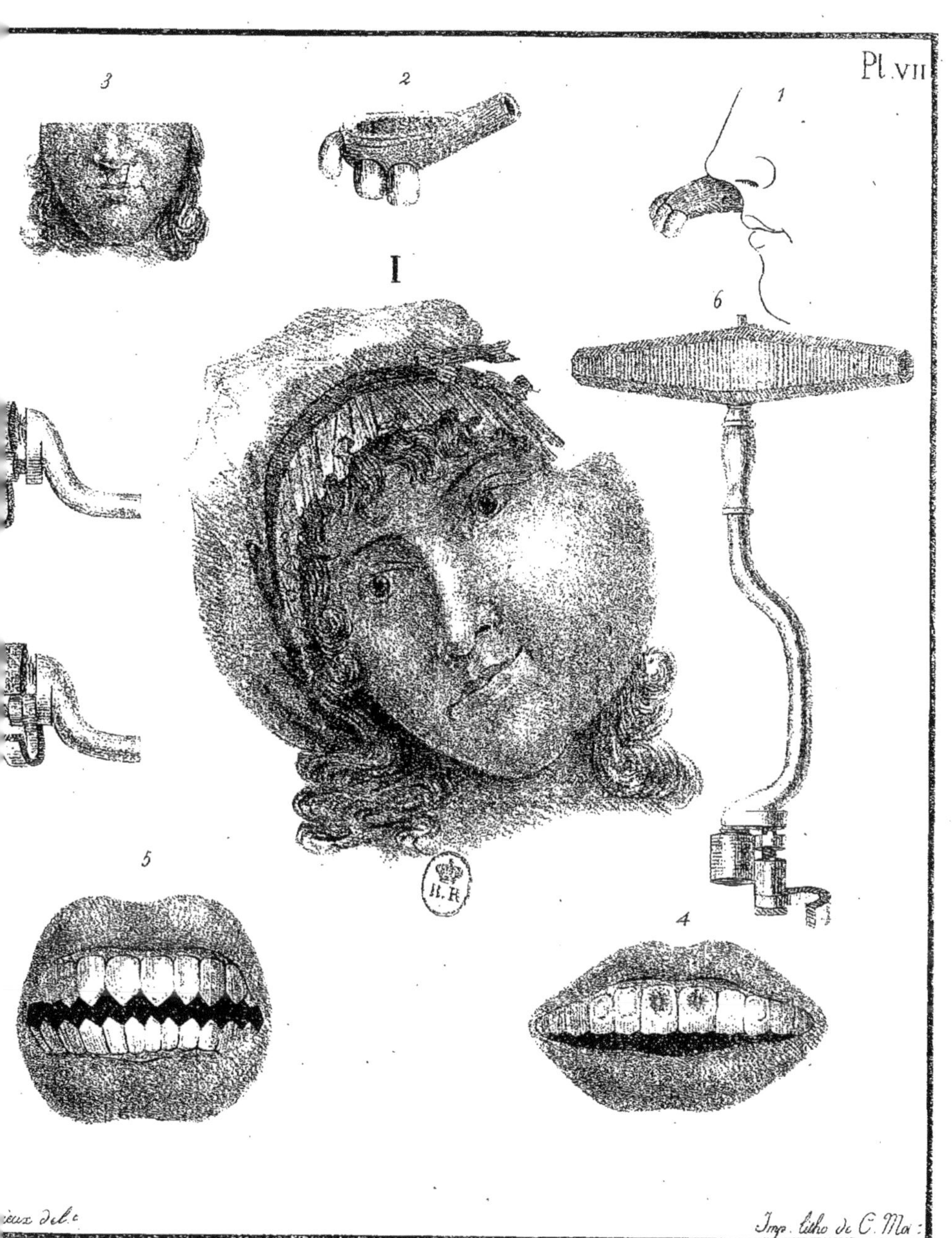
3
2
1
I
6
5
4

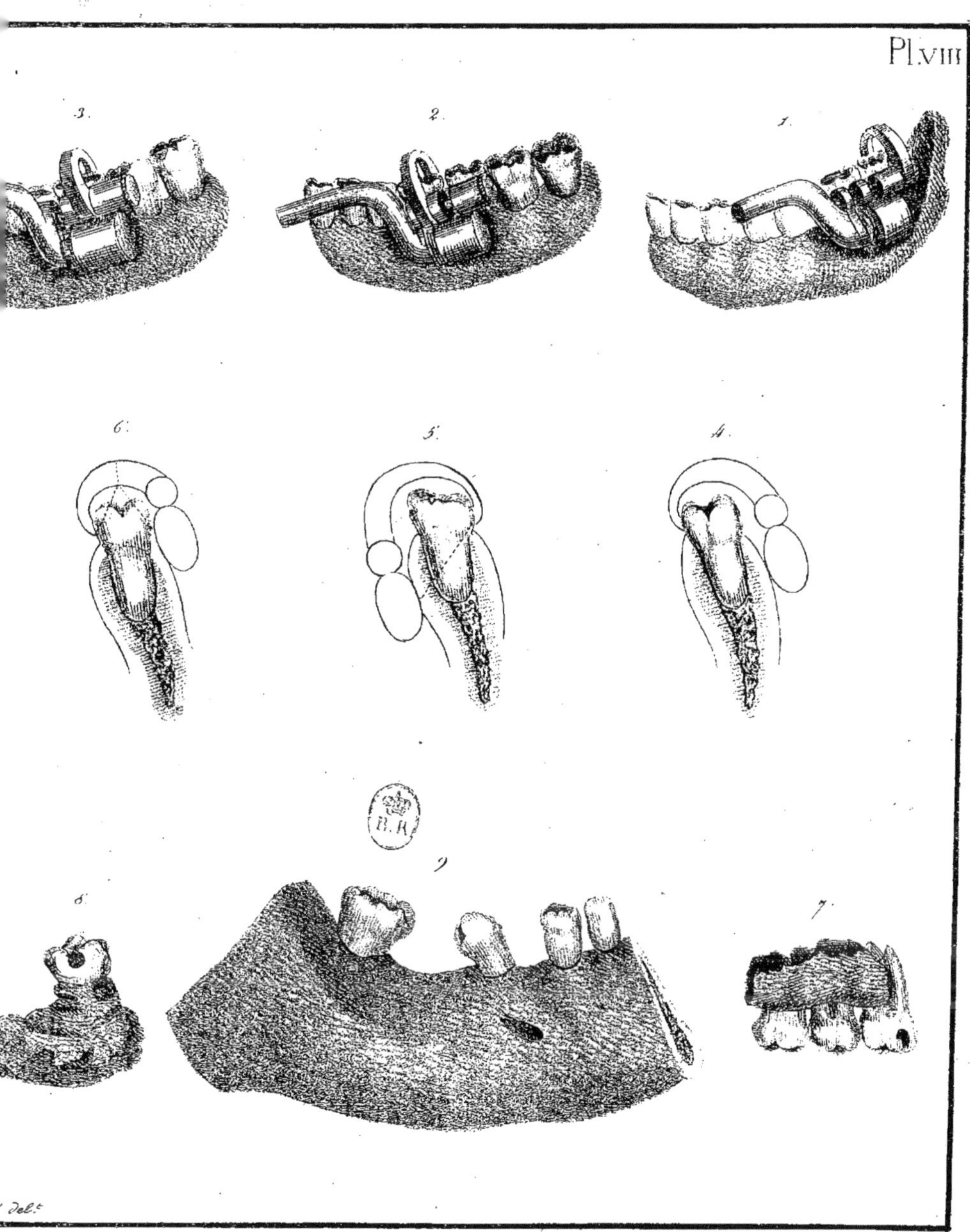
3.
2.
1.
6.
5.
4.
8.
9.
7.

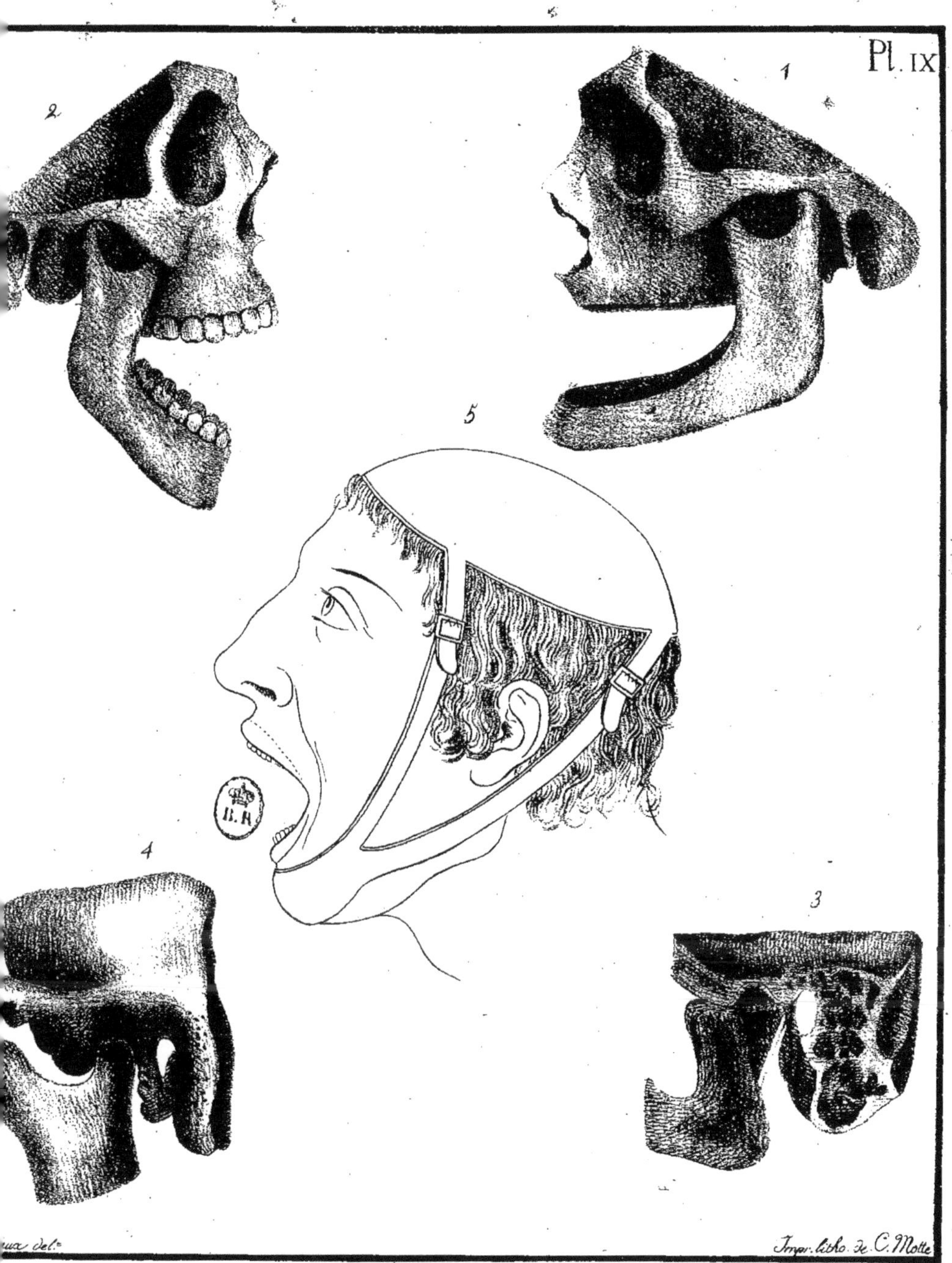

Pl. IX
1
2
3
4
5
Impr. litho. de C. Motte

2.
Fig. 1
Pl. X.
4
3
H.R
ieux del.
Imp. litho. de C. Motte

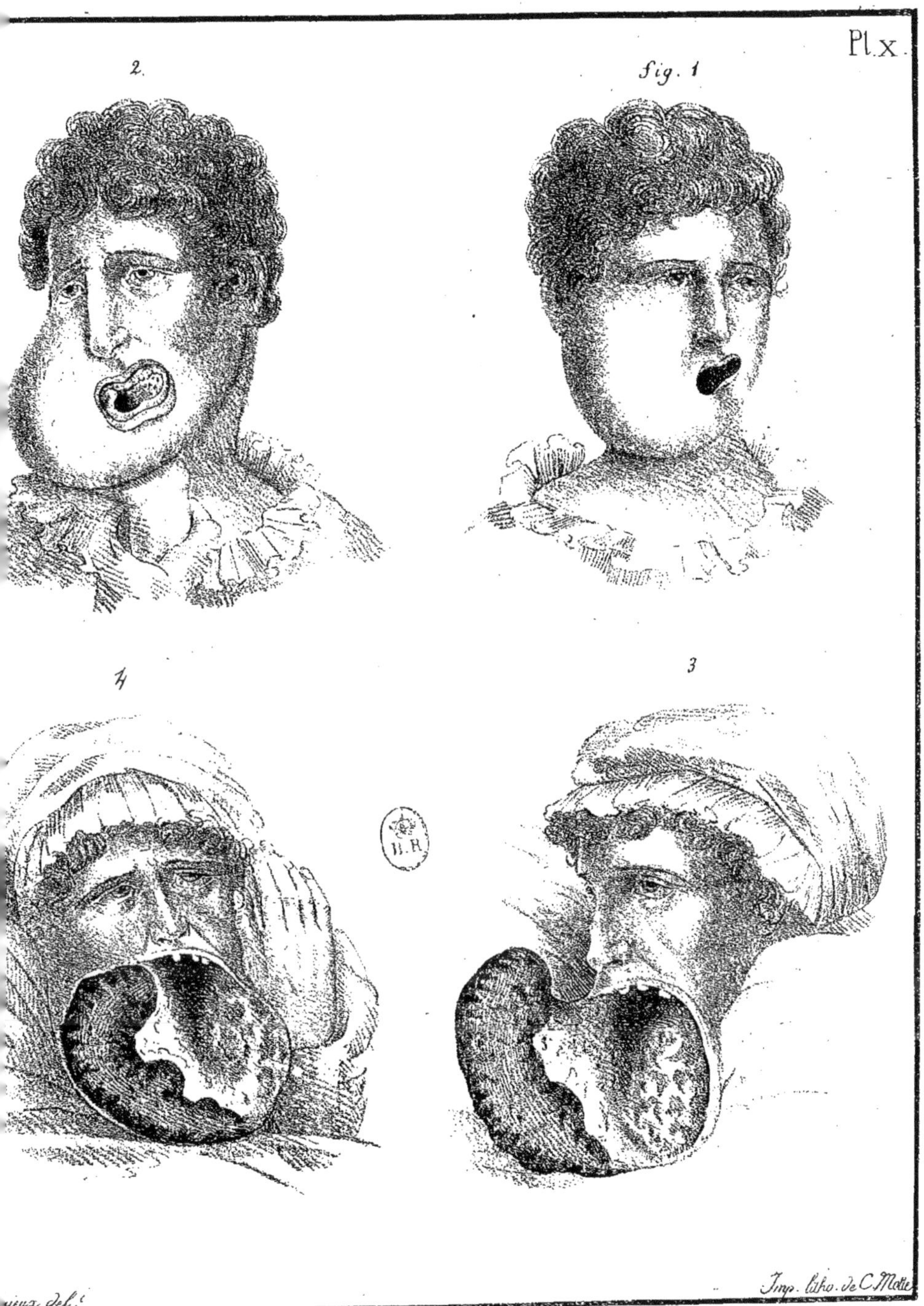